El Método de

Splits

Guía de estiramiento para dividir del Ultimate Beginner's Flexibility - Ejercicios de fracturas seguros y fáciles Guía para estirarse sin dolor (no se necesitan máquinas, cables o equipos)

Por Freddie Masterson

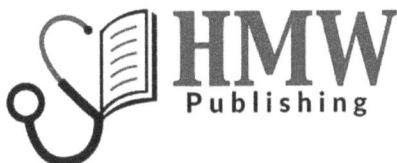

Para más libros visite:

HMWPublishing.com

Consigua otro libro gratis

Quiero darle las gracias por comprar este libro y ofrecerle otro libro (largo y valioso como este libro), "Errores de salud y de entrenamiento físico que no sabe que está cometiendo", completamente gratis.

Visite el siguiente enlace para registrarse y recibirlo: **www.hmwpublishing.com/gift**

En este libro, voy a desglosar los errores más comunes de salud y de entrenamiento físico que probablemente usted esté cometiendo en este momento, y le revelaré cómo puede llegar fácilmente a la mejor forma de su vida.

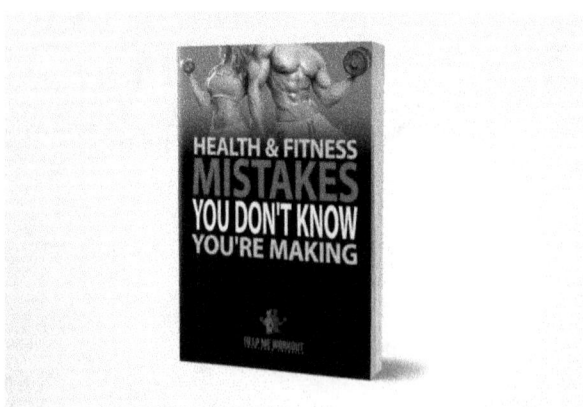

Además de este valioso regalo, también tendrá la oportunidad de obtener nuestros nuevos libros de forma gratuita, participar en sorteos y recibir otros correos electrónicos de mi parte. De nuevo, visite el enlace para registrarse: **www.hmwpublishing.com/gift**

Tabla de contenido

Introducción 8

Capítulo 1 - Aprender los principios 13

La siguiente es una lista de los diferentes tipos de splits que se pueden realizar: 15

Capítulo 2 - Ejercicios isométricos 17

Mi experiencia personal con los ejercicios isométricos 19

¿Cuál es la técnica adecuada? 20

Capítulo 3 - Siempre haga un calentamiento primero 22

Es importante conocer los límites de los ejercicios de calentamiento. 24

¿Qué pasa si se olvida estirarse? 26

Capítulo 4 - Ponga a prueba su potencial 28

Paso 1): Asegúrese de calentar y estirar su cuerpo. 29

Paso 2): Ahora que ha colocado apropiadamente su cuerpo. 30

Paso 3: Ahora mire el espejo. 30

¿Qué ha hecho? 31

Capítulo 5 - Ejercicios de estiramiento 33

¿Qué es el estiramiento dinámico? 34

Aquí hay algunos accesorios simples necesarios para los ejercicios de estiramiento: 35

Algunos beneficios del estiramiento: 36

Precauciones durante el ejercicio de estiramiento (lea detenidamente): 38

Aquí hay importantes ejercicios de estiramiento relevantes para realizar splits laterales: 40

(1) Rana boca abajo: 40

(2) Estiramiento "seated straddle" 44

(3) Estiramiento de mariposa: 45

(4) Estiramiento del aductor de la cadera: 47
(5) Estiramiento de la pantorrilla con la pierna doblada
....48
(6) Estiramiento de la frente de la pantorrilla y la punta
del pie: 49
Un gran consejo que debe tener en cuenta al estirarse.50
**Capítulo 6 - Estiramiento: preparación para
hacer el split** **52**
Recordatorio para los "ejercicios de preparación" antes de
los splits: 53
Regla de oro - Paso - 1: 54
-Regla de oro - Paso - 2: 55
-Regle de oro- Paso - 3: 56
Regla de oro - Paso final: 58
**Capítulo 7 - Estiramiento simple para los splits
laterales** **60**

La siguiente es otra pequeña precaución para usted: 61
Pasos fáciles : Estiramiento para el split lateral: **62**
Paso 1): posición inicial para un split lateral: 62
Paso 2): Empezando a conseguir un split lateral 63
Paso 3: El split lateral con los pies apuntados hacia arriba:
....64

Indicador de referencia **65**
**Capítulo 8: Estiramientos avanzados para splits
completos** **70**

Postura - 1 71
Postura - 2 73
Postura - 3 75
Postura - 4 76
Postura - 5 78
Postura - 6 80
Postura - Perfecta 81

Capítulo 9 - Consejos para los split laterales de 180 grados............. 82

Los "Ejercicios de estiramiento DIARIOS de 7 Pasos" para realizar su objetivo de splits laterales de 180 grados 83

Capítulo 10 - Contraiga y relaje 86

¿Qué ocurre cuando se estira?......................86

Paso 1) Comience su entrenamiento con la posición de caballo. 88

Paso 2) Aumente gradualmente el estrés en sus músculos.........................89

Paso 3) Cuando sienta el primer leve estrés, ¡haga esto! 90

Paso 4) Estiramientos más profundos..............91

Vamos a resumir los 4 pasos: 92

Paso 5) Complete una sesión de estiramiento. 94

Paso 6) Última contracción intensa...................94

Conozca las siguientes verdades sobre los estiramientos relajados:...................96

Capítulo 11 - Practique los splits todos los días. 98

Practique los splits todos los días para ver una mejoría 99

Capítulo 12 - Estiramientos de pierna 102

¿Cuál debería ser su objetivo al realizar los estiramientos de piernas? 103

Ejercicio básico de estiramiento de la pierna.................103

Estiramientos de pierna para los isquiotibiales: 105

Estiramientos de pierna para los cuádriceps: 109

La posición acostada de lado:..........................111

Cómo mejorar su seguridad de flexibilidad durante los splits. 113

Capítulo de bonificación: tutorial de estiramiento (VIDEO) 114

Palabras finales **115**

Sobre el co-autor **117**

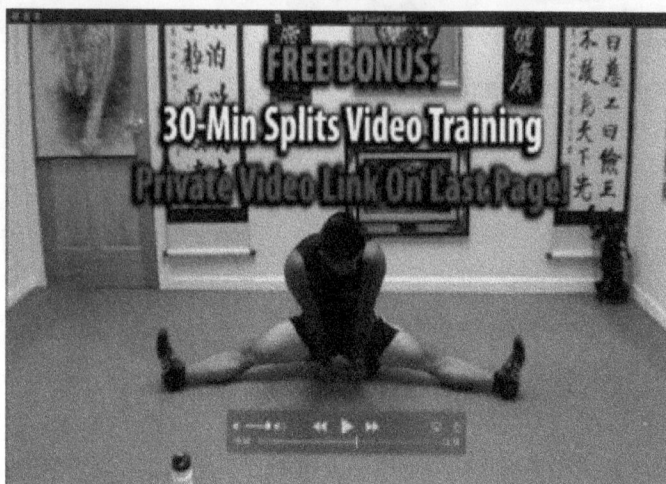

Introducción

Quiero agradecerle por comprar este libro, "Cómo hacer el split". ¡Me alegra poder compartir algunas ideas y secretos con usted que le ayudarán a lograr el sueño de realizar los splits perfectos! Sí, esto es algo que millones de ojos comparten en común. Déjeme decirle que los esfuerzos de la mayoría han demostrado ser una búsqueda inútil, ya que la mayoría de los métodos que se practican en todo el mundo le fatigan y le otorgan todo lo que no sea su sueño de "SPLITS PERFECTOS".

Mi metodología y el objetivo principal de este libro breve pero lleno de recursos es hacer que su cuerpo sea SALUDABLE y FLEXIBLE de una manera dramáticamente sencilla y eficiente. No extenderé esta guía ni le aburriré con todas las charlas literarias y las discusiones complicadas. Este libro es conciso pero tiene todo lo que necesita saber para convertirse en un perfeccionista en la realización de los splits. Por lo tanto, debe preguntarse a sí mismo: "Incluso si este libro es el ideal, ¿cuál puede ser el tiempo mínimo que me llevará lograr hacer el split?". La respuesta a esa pregunta es que realmente depende. Puede tomar tan poco como de algunos días a algunos meses, todo depende realmente de su nivel de flexibilidad actual.

Además, mi nombre es Freddie Masterson y soy el autor principal de este libro. Antes de escribir este libro, he practicado esta técnica de estiramiento durante los últimos VEINTICINCO AÑOS.

Si usted ha intentado realizar los splits por un tiempo y se ha estado estirando regularmente, esta guía incluso puede ayudarle a lograrlo en pocos días. Conoce su cuerpo más que nadie y, sin lugar a dudas, cada persona tiene una estructura única, por lo que el tiempo varía para cada persona.

En cuanto a lo que he hecho toda mi vida, considero que esta técnica es la MEJOR porque tengo una experiencia profunda de yoga y de ejercicios de estiramiento. Incluso he comprado máquinas para estirar las piernas por valor de 250 $, para poder alcanzar los splits perfectos. En pocas palabras, probé todas las opciones disponibles para lograr los splits, pero para mí, nada más que esta técnica funcionó. He logrado los mejores resultados con este método, y he demostrado esta técnica muchas veces en mis clases de artes marciales. Gracias de nuevo por comprar este libro, espero que lo disfrute.

Además, antes de comenzar, le recomiendo que se una a nuestro boletín informativo por correo electrónico para recibir actualizaciones sobre cualquier próxima publicación o promoción de un nuevo libro. Puede registrarse de forma gratuita y, como bonificación, recibirá un regalo gratis. ¡Nuestro libro "Errores de salud y de entrenamiento físico que no sabe que está cometiendo"! Este libro ha sido escrito para desmitificar, exponer lo que se debe y no se debe hacer y, finalmente, equiparle con la información que necesita para estar en la mejor forma de su vida. Debido a la abrumadora cantidad de información errónea y mentiras contadas por las revistas y los autoproclamados "gurús", cada vez es más difícil obtener información confiable para ponerse en forma. A diferencia de tener que pasar por docenas de fuentes parciales, poco confiables y no confiables para obtener su información de salud y estado físico. Todo lo que necesita para ayudarle se ha desglosado en este libro para que pueda seguirlo fácilmente y obtener resultados inmediatos para alcanzar sus objetivos de actividad física deseados en el menor tiempo posible.

Una vez más, para unirse a nuestro boletín gratuito por correo electrónico y recibir una copia gratuita de este valioso libro, visite el enlace y regístrese ahora: www.hmwpublishing.com/gift

Capítulo 1 - Aprender los principios

Es importante aprender los conceptos básicos del split antes de comenzar.

Definición del split:

El split es la posición típica del cuerpo en el que las piernas se extienden al máximo, pero en direcciones opuestas. Mire la imagen a continuación para visualizar los splits laterales.

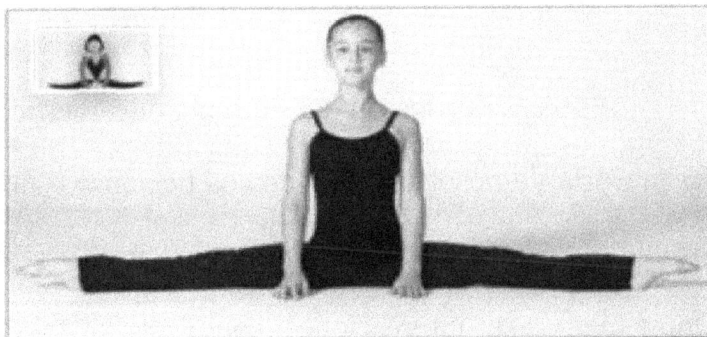

Al realizar el split, el ángulo entre las dos piernas es de casi 180 grados. Aprendamos un poco más sobre lo básico de los splits:

Un ejercicio de split implica la asombrosa flexibilidad de tres músculos: ilíaco - Psoas – Isquiotibiales

Iliacus - Según Wikipedia - El ilíaco es un músculo plano y triangular que llena la fosa ilíaca en el lado interior del hueso de la cadera.

Psoas: El psoas es un músculo de superficie, que la mayoría de nosotros no podemos flexionar o liberar a voluntad. Es un tejido profundo involucrado en movimientos e interacciones complejas a través del núcleo y la parte inferior del cuerpo.

Isquiotibiales: Los músculos de los isquiotibiales se componen de tres músculos separados, el bíceps, el femoral y el semitendinoso. Principalmente son músculos de contracción rápida, que responden a repeticiones bajas y movimientos poderosos.

Un conocimiento profundo de los músculos es esencial, pero no es obligatorio convertirse en un experto mientras aprendemos más sobre los splits. Los splits también se pueden clasificar en una variedad de tipos según la orientación del cuerpo.

La siguiente es una lista de los diferentes tipos de splits que se pueden realizar:

Splits laterales

Splits frontales

Splits verticales

Splits torcidos

Medio Splits

Splits "Straddle Leap"

Una vez que aprenda a hacer los splits laterales, todos los otros tipos de splits se harán sin problemas y sin mucho más esfuerzo. Los splits laterales son el tipo de splits en los que ambas piernas están en la dirección opuesta al tronco. Puede desplazarse hacia atrás para ver la imagen de los splits laterales. Ahora vamos a entrar en el núcleo del tema - "ISOMETRÍA" - el principal requisito para lograr los splits.

Capítulo 2 - Ejercicios isométricos

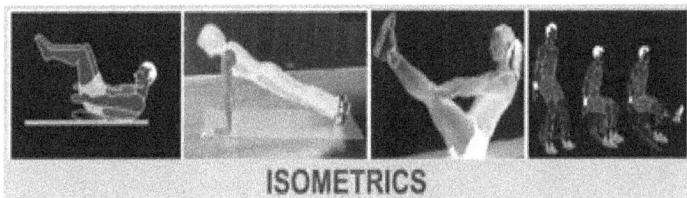

Estamos entrando lentamente en la arena para realizar los splits laterales reales. Si alguna vez ha intentado hacer splits laterales, debe conocer la importancia de la fuerza muscular para realizarlos sin dolor. Cuando sus músculos estén en posición firme, estará dando mucha importancia a sus músculos. Ese comando incluye su PESO y CONTRACCIÓN ISOMÉTRICA.

Los ejercicios isométricos son unos tipos de ejercicios en los que el ángulo de la articulación y la longitud del músculo no cambian durante la contracción.

El ejercicio isométrico está en contraste con la contracción excéntrica o concéntrica, que se llama típicamente movimientos dinámicos o isotónicos. Los ejercicios isométricos se realizan en posiciones estáticas, en lugar de ser dinámicos a través de un rango de movimiento. Mire las figuras de arriba, y comenzará a entender qué son ejercicios isométricos.

La contracción isométrica es una contracción PODEROSA, EXTREMA y SIGNIFICATIVA de los músculos que aumenta la longitud, la fuerza y la elasticidad necesarias para los splits. Está haciendo este tipo de ejercicio para FATIGAR su cuerpo en lugar de ponerlo en DOLOR porque la fatiga es el principal obstáculo entre usted y los splits laterales perfectos. Eventualmente, cuando siga haciendo los ejercicios isométricos, fatigará aún más sus músculos y no los dejará RELAJADOS, y esto es lo que queremos conseguir.

Mi experiencia personal con los ejercicios isométricos

Mientras estaba en las demostraciones de Jiu Jitsu en Brasil, nuestro instructor nos hizo someternos a un control preciso de peso y de fatiga. Sin embargo, si nuestro instructor nos atrapaba utilizando nuestros músculos o lo que me gusta llamar "métodos de musculatura" (musculatura es la total dependencia de la fuerza muscular durante el agarre), nos hacía ir a un lado y hacer 50 flexiones de brazos. Él hacía esto una y otra vez hasta que nuestros brazos estuvieran muy fatigados; no podíamos "mezclar" las técnicas.

La musculatura NO es de primordial importancia porque si confía solo en la fuerza muscular en el momento en que sus músculos se cansan, se rendirá. Además, al tener nuestros músculos tan fatigados, ¡nos vemos obligados a utilizar el apalancamiento y la técnica adecuada!

¿Cuál es la técnica adecuada?

Esto es lo que llamamos ejercicios "isométricos". Protegen nuestros músculos contra lesiones. La resistencia de los tres músculos es lo que hace que los splits sean tan difíciles de lograr.

Compramos máquinas caras de estiramiento por valor de casi $ 250.00 y esperamos que agonizarnos a nosotros mismos nos lleve a mejorar nuestro progreso con los splits laterales, lo que podría causar un detrimento permanente de los músculos. No quiero ser sarcástico pero casi todos hemos hechos eso, incluido YO, y hemos fallado.

Los ejercicios isométricos, por otro lado, reparan los músculos de la misma manera que el entrenamiento con pesas. Hacen que los músculos sean más fuertes, más flexibles y ALARGADOS. Ahora vamos a proceder a los SPLITS LATERALES. Sin embargo, antes de hacer eso, es necesario resumir los puntos clave de los párrafos anteriores.

El ejercicio isométrico es un tipo de entrenamiento físico en el cual el ángulo de la articulación y la longitud del músculo no cambian durante la contracción.

Si sigue haciendo ejercicios isométricos, fatigará aún más sus músculos y los dejará RELAJADOS, y este es el requisito principal para lograr las splits laterales.

Capítulo 3 - Siempre haga un calentamiento primero

"Para mejorar el rango de movimiento y evitar lesiones, es necesario estirarse, pero nunca lo haga cuando los músculos estén fríos". - William Levine, MD, cirujano ortopédico y director de medicina deportiva en el Columbia University Medical Center en la ciudad de Nueva York.

Debe comenzar su calentamiento con algunos ejercicios aeróbicos libres de manos para llevar la sangre a su tejido muscular y antes de hacer cualquier estiramiento.

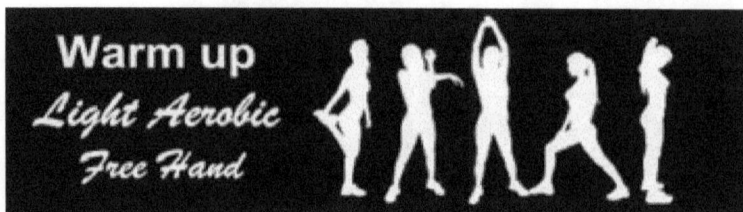

¿Por qué necesita hacer un calentamiento?

Los ejercicios de calentamiento son cruciales antes de realizar entrenamientos o intentar calificar para la prueba anterior: "Ponga a prueba su potencial". Preparar los músculos y las articulaciones para una actividad más intensa evitará lesiones y promoverá la circulación sanguínea. Los ejercicios de calentamiento hacen que la temperatura del cuerpo aumente y hacen que los músculos sean más flexibles y receptivos a la actividad extenuante. Muchos expertos están de acuerdo en que primero usted debe hacer ejercicios de calentamiento antes de estirarse. El calentamiento debería aumentar su frecuencia cardíaca, pero no al nivel experimentado durante los SPLITS reales.

Haga los ejercicios habituales que hace para calentar y relajar sus músculos. Comience desde correr simplemente hasta estirarse. CALIENTE su cuerpo para que sus músculos se relajen, especialmente los músculos isquiotibiales y el iliopsoas. Estos pueden denominarse específicamente como los "músculos de la parte posterior del muslo".

Es importante conocer los límites de los ejercicios de calentamiento.

Usted debe escuchar su cuerpo. Si se siente cansado, incómodo o nota una disminución en el rendimiento, es posible que necesite más tiempo de recuperación o un descanso del calentamiento por completo. Si se siente activo, no se fuerce a hacer los ejercicios lentamente. Si presta atención, su cuerpo le informará lo que necesita y cuándo debe detenerse.

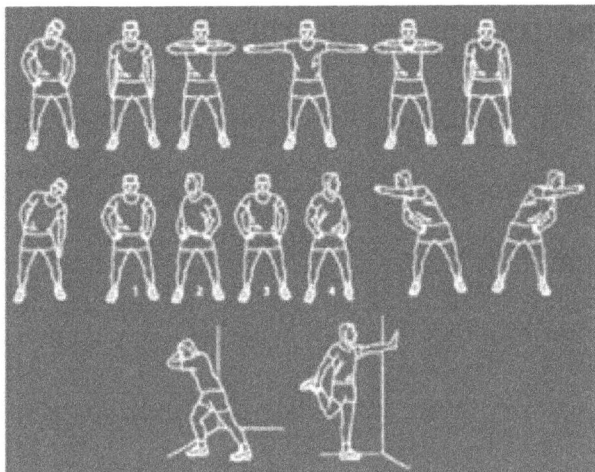

Si se siente cansado, es mejor caminar a paso ligero o trotar lentamente durante unos diez o quince minutos, en lugar de estirarse antes del ejercicio. El significado de enfriarse simplemente significa disminuir la velocidad y nunca detenerse del todo. Continuar moviéndose a una intensidad muy baja durante 5 a 10 minutos después de un entrenamiento ayuda a eliminar el ácido láctico de los músculos y también puede contribuir a reducir la rigidez muscular.

¿Qué pasa si se olvida estirarse?

Si por casualidad se olvida de calentar su cuerpo, eventualmente dañará sus músculos, causará dolor y seguramente no podrá hacer splits. Recuerde, la fatiga del entrenamiento vigoroso permitirá que sus músculos se relajen. Un buen calentamiento prepara su cuerpo para una actividad más intensa. El calentamiento le dará a su cuerpo el tiempo para ajustarse a las demandas del ejercicio.

Debe calentarse durante 5-10 minutos haciendo algunos ejercicios ligeros como se describe en el siguiente capítulo y luego debe estirarse. La razón de esto es que estirar los músculos fríos puede contribuir directamente a los músculos tirados y desgarrados.

El estiramiento, o debería decir el estiramiento dinámico ayudará a su cuerpo a prepararse para el entrenamiento. También es una parte esencial de la recuperación de una actividad de calentamiento. De nuevo, debe cambiar al estiramiento después del calentamiento y todas las sesiones de entrenamiento también deben terminar con estiramientos.

Capítulo 4 - Ponga a prueba su potencial

Usted debe evaluar su potencial antes de tratar de intentar hacer un split lateral. Hay algunas cosas que este libro no puede enseñarle, y probar su potencial para los splits laterales es una de ellas. Debe hacerlo usted mismo, ya que es un proceso de autoevaluación.

Su PELVIS es el único obstáculo entre usted y lograr conseguir hacer los splits laterales perfectos, a menos que tenga alguna deformidad física. Sin embargo, no debe preocuparse, la práctica hace que todos sea perfecto. Además, antes de que desarrolle demasiada ansiedad debido a esta prueba, déjeme aliviar su tensión. En toda mi carrera, nunca he visto a nadie FALLAR esta prueba. Experimentaremos la estructura realizando LOS SPLITS DE MEDIO LADO.

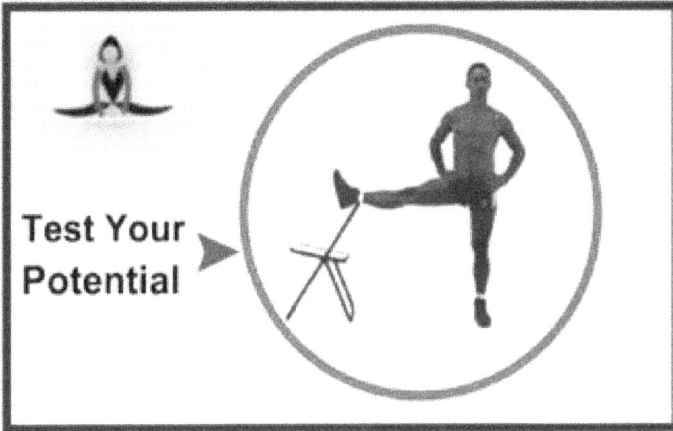

Paso 1): Asegúrese de calentar y estirar su cuerpo.

Luego coloque su cuerpo de tal manera que su pie descanse en un plano, como la altura del plano que es igual a la altura de su cintura, por ejemplo, en una silla de hierro, un sofá, una mesa, una encimera de cocina o algunos artilugios que le convengan. También es mejor realizar esto delante de un espejo.

Paso 2): Ahora que ha colocado apropiadamente su cuerpo.

Debería verse exactamente como se muestra en la imagen de arriba. Este es un split de medio lado porque su pierna está en el ángulo correcto con respecto a su pelvis y está ubicada lejos del cuerpo.

Paso 3: Ahora mire el espejo.

Observe si su postura es erguida y vertical, como si sus pies estuvieran apoyados en el suelo con un cuerpo erguido. En este punto, sus caderas DEBEN ALINEARSE. Si no reconoce una sensación de "HUESO POR HUESO", significa que tiene la posibilidad de conseguir un split lateral. Es esta sensación de hueso a hueso lo que dificulta que el cuerpo esté en una una postura erecta.

¿Qué ha hecho?

Sí, ha hecho "EL SPLIT DE MEDIO LADO" con sus dos piernas. Esta es una prueba de que sus articulaciones de la cadera tienen toda la movilidad necesaria para realizar un split lateral completo. También ha demostrado que ambos músculos de las piernas son lo suficientemente largos como para realizar un split lateral.

Ahora puede realizar un split lateral con ambas piernas estiradas de lado simultáneamente. Nada más que su sistema nervioso le perjudicará para hacer un split lateral perfecto. Es importante enseñarle a su sistema nervioso los métodos de estiramiento perfectos. Una vez que haga esto, podrá hacer splits laterales en cualquier momento. ¡Estoy seguro de que muy pronto será el que sonríe mientras hace los splits laterales! En el futuro, siga esta guía sistemática sin ninguna idea previa, ya que esto le ayudará a ganar impulso y le permitirá avanzar más rápido.

Capítulo 5 - Ejercicios de estiramiento

Como mencionamos anteriormente, también debe estirarse después del calentamiento. Esto mejorará su habilidad para realizar splits laterales. Una vez que sus músculos estén tibios, dedique unos minutos al estiramiento. Dado que el objetivo de su calentamiento es aumentar su ritmo cardíaco y prepararse para un trabajo más intenso de splits laterales, puede elegir un estiramiento que se adapte a su cuerpo y entorno de entrenamiento.

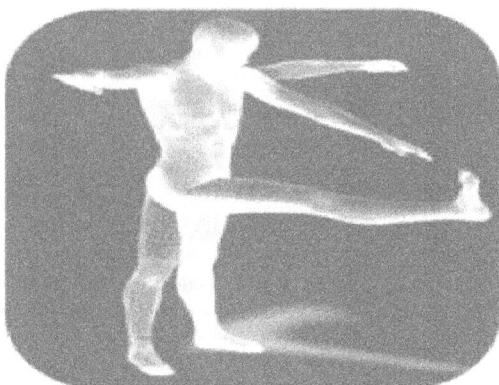

Dynamic Stretching

¿Qué es el estiramiento dinámico?

El estiramiento dinámico significa movimientos lentos y controlados. Puede incluir movimientos simples como círculos de brazos, rotaciones de cadera, movimientos tipo yoga y alguna forma de correr o caminar. Las tres imágenes a continuación muestran algunas posturas de diferentes estiramientos.

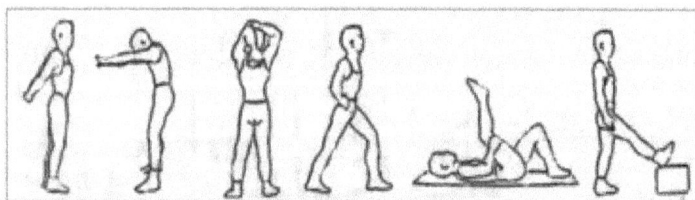

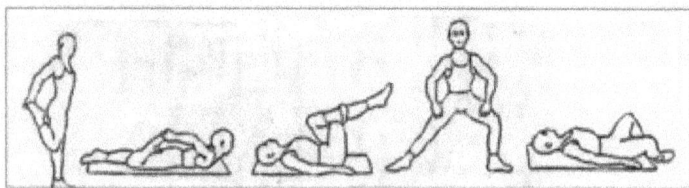

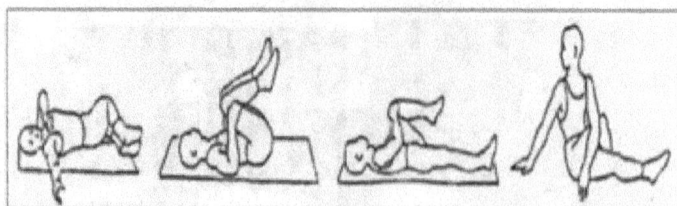

Aquí hay algunos accesorios simples necesarios para los ejercicios de estiramiento:

- Alfombra para sentarse cómodamente.

- Mesa o muebles similares para apoyar su peso corporal inicialmente.

- Zapatos: usar zapatos es adecuado para principiantes.

- Cronómetro para medir su rendimiento.

El estiramiento es el elemento clave para ayudar a alargar y aflojar los músculos. Estirarse no es lo primero que debe hacer antes de hacer ejercicio. Me repito a propósito, sin embargo no puedo enfatizar esto lo suficiente. Siempre debe calentarse durante 5-10 minutos haciendo algunos ejercicios ligeros y luego debe estirarse.

La razón de esto es que estirar los músculos fríos puede contribuir directamente a los músculos tirados y desgarrados.

Le mostraré los métodos simples para realizar algunos ejercicios de estiramiento seleccionados relevantes para los splits laterales. Sin embargo, antes de hacer eso, permítame resaltar algunos puntos importantes de estiramiento.

Algunos beneficios del estiramiento:

- Reduce el dolor muscular después del calentamiento
- Acelera la cicatrización del tejido muscular
- Mejora el equilibrio y la coordinación
- Mejora la postura
- Promueve la relajación muscular

- Aumenta los niveles de energía de su cuerpo

- Alivia el dolor de espalda y las articulaciones

- Reduce la probabilidad de dolor de espalda

- Promueve la relajación total del cuerpo y una mayor sensación de bienestar

- Mantiene la flexibilidad de por vida

Realizar los splits laterales es una operación desafiante. Esto es muy útil para gimnastas, bailarines y para prácticamente cualquier deportista. Requiere una gran cantidad de flexibilidad en los isquiotibiales, los aductores de la cadera y la parte baja de la espalda. Ya sea que ya sea flexible o no, encontrará una mayor flexibilidad y rango de movimiento si estira los músculos antes y después de realizar un split lateral.

Por último, justo antes de comenzar a estirarse, quiero que preste mucha atención y quiero que lea detenidamente lo siguiente para asegurarse de evitar cualquier lesión.

Precauciones durante el ejercicio de estiramiento (lea detenidamente):

• No fuerce una articulación más allá de su rango de movimiento normal, ya que podría conducir a la inestabilidad de la articulación.

• Tenga mucho cuidado si padece osteoporosis o está tomando esteroides ya que el riesgo de fracturas es elevado.

• Evite el estiramiento agresivo de los músculos que ha inmovilizado en una férula o yeso.

• El estiramiento debe progresar gradualmente. En algunos casos puede tomar hasta varias semanas de un programa de estiramiento antes de ver resultados significativos, así que no se apresure.

- No debería experimentar más que alguna incomodidad transitoria después de una sesión de estiramiento.

- Cualquier dolor que dure más de unos pocos días puede indicar la presencia de inflamación. El famoso dicho "sin dolor, no hay ganancia" realmente no se aplica aquí.

- Evite hacer un estiramiento si tiene los tejidos musculares inflamados o edematosos, ya que son más susceptibles al daño.

- Evite estirarse demasiado si tiene músculos débiles.

- Asegúrese de que siempre continúa respirando durante un estiramiento.

- Aguantar la respiración puede afectar su presión arterial.

Aquí hay importantes ejercicios de estiramiento relevantes para realizar splits laterales:

(1) Rana boca abajo:

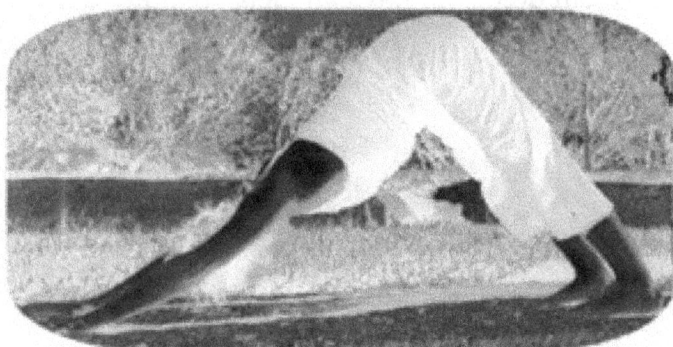

Downward Facing Frog

"La rana boca abajo" es un ejercicio de estiramiento profundo para la ingle, la cadera y la zona lumbar. Colóquese sobre las manos y los pies en el suelo como en la imagen, alineando sus muñecas debajo de los hombros y las rodillas debajo de las caderas. Abra las rodillas lo más ancho posible y alinee sus tobillos con las rodillas. Apunte los dedos de los pies y los pies hacia los lados. Imagine que sus piernas son ancas de rana extendidas a cada lado. Descanse sobre sus antebrazos y deje caer su torso hacia el suelo. Si siente demasiada presión en las rodillas, coloque mantas o almohadas dobladas antes de entrar en la postura. Permanezca en la postura durante al menos 30 segundos a cinco minutos.

Instrucciones para realizar este estiramiento:

(a) Desde la posición de la tabla, meta los dedos de los pies hacia abajo, presione en las manos y comience a levantar las caderas hacia el techo.

(b) Separe los dedos con el dedo medio orientado hacia adelante, e instale las palmas de las manos separadas. Presione hacia afuera a través de los dedos y los bordes de las manos.

(c) Usando brazos rectos, sin embargo no bloqueados, presione las caderas hacia arriba y hacia atrás alcanzando el pecho hacia los muslos. Levántese por el coxis para mantener la columna derecha y larga.

(d) Haga que sus pies tengan el ancho de la cadera con los dedos de los pies hacia adelante. Presione los talones en el pecho sintiendo un estiramiento en las piernas y en la posición posterior de las piernas. Las piernas también deben ser rectas, o puede tener una pequeña curva en las rodillas para mantener la espalda plana.

(e) Deje que la cabeza y el cuello cuelgan libremente de los hombros o mire hacia el ombligo.

(f) Contenga la respiración y haga esto por al menos 4-8 respiraciones.

(g) Para soltar: doble las rodillas y baje las caderas de nuevo a la posición de la mesa, o baje hasta la posición de niño.

(2) Estiramiento "seated straddle"

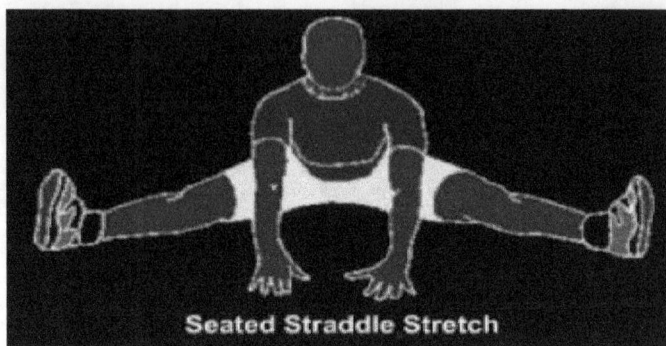

Seated Straddle Stretch

En este estiramiento, estirará la ingle, los isquiotibiales y los músculos de la parte inferior de la espalda. Siéntese en el suelo y asegúrese de mantener la espalda recta y las piernas extendidas en el suelo frente a usted. Extienda sus piernas e intente ponerlas lo más anchas posible formando una "V". También asegúrese de que sus rodillas y dedos de los pies estén apuntando hacia el cielo. Involucre a sus músculos centrales flexionando su ombligo hacia adentro de su columna vertebral y estire su columna vertebral. Dependa de su cintura y dóblese hacia adelante, baje el torso y asegúrese de que esté hacia el suelo. Mantenga este estiramiento de 30 segundos a 5 minutos.

(3) Estiramiento de mariposa:

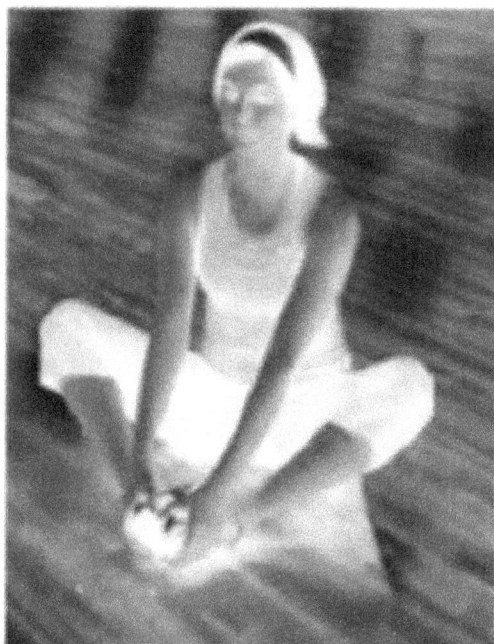

El estiramiento de mariposa se dirige a la ingle interna, las caderas y los músculos de la espalda baja. Para realizar este estiramiento, asegúrese de estar sentado alto con una columna recta. También asegúrese de doblar las rodillas, presione las plantas de los pies juntas directamente en frente de su ingle. Agárrese a sus dedos con ambas manos. Bisagra hacia adelante hacia la cintura y baje el torso tanto como sea posible hacia el piso.

Presione los pies el uno contra el otro firmemente para alentar a sus caderas a abrirse aún más. Mantenga su movimiento de estiramiento durante 30 segundos hasta 5 minutos.

(4) Estiramiento del aductor de la cadera:

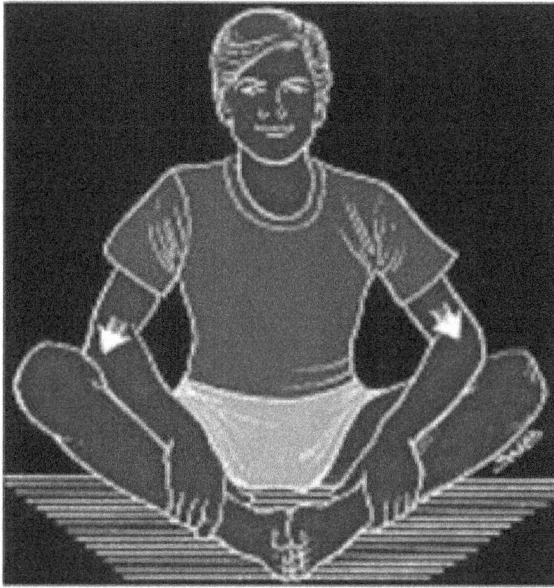

Siéntese sobre una superficie firme y junte las plantas de sus pies formando un círculo con sus piernas. Inclínese suavemente hacia delante para sentir la parte interna de su muslo. Para un estiramiento más fuerte, use los brazos para empujar las rodillas suavemente hacia el suelo. Mantenga su posición de 15 a 30 segundos. Esto estira el tendón de la corva. Repita este ejercicio al menos 5 veces.

(5) Estiramiento de la pantorrilla con la pierna doblada

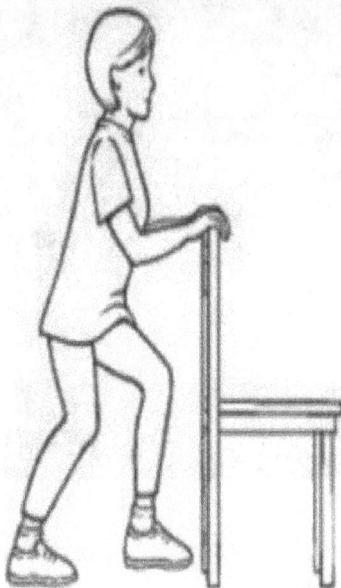

- Apóyese contra una pared, árbol o silla para apoyo.

- Coloque su pie derecho hacia atrás; asegúrese de mantener los dedos de los pies hacia adelante.

- Doble ligeramente la rodilla izquierda, sin dejar que vaya más allá de los dedos de los pies.

- Lentamente doble la rodilla derecha mientras lo haga.

- Mantenga la cabeza erguida y la columna recta.

- Presione su talón del pie derecho contra el suelo.

- Sostenga y luego repita con la pierna izquierda.

(6) Estiramiento de la frente de la pantorrilla y la punta del pie:

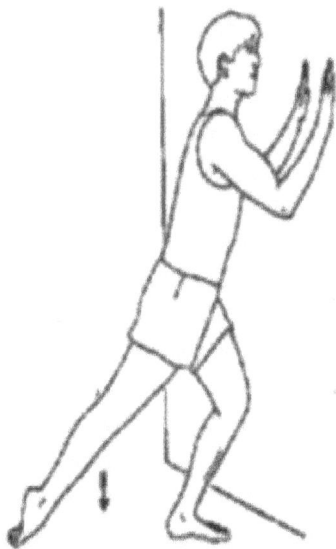

- Apóyese contra una pared, árbol o silla para apoyo.

- Doble la rodilla izquierda y asegúrese de nunca dejarla ir más allá de sus dedos.

- Coloque su pierna derecha hacia atrás con los dedos de los pies apuntando hacia atrás.

- Mantenga la cabeza erguida y la columna recta.

- Presione suavemente la parte delantera del pie trasero y la pierna hacia el piso.

- Sostenga y luego repita con su pierna izquierda

Un gran consejo que debe tener en cuenta al estirarse

Estire su cuerpo hasta que esté fatigado. No debería sentir dolor. Si siente dolor, entonces su cuerpo no está lo suficientemente cansado.

Los documentos extensos se tratan en el Capítulo 3: "Siempre haga un calentamiento primero" y aquí Capítulo 5 - "Ejercicios de estiramiento".

Lea los capítulos con cuidado y domine estos estiramientos. Prueba ambos ejercicios. Si no pasa la pruebas, intente el Capítulo 4: "Ponga a prueba su potencial" y estoy seguro de que pasará la prueba.

Capítulo 6 - Estiramiento: preparación para hacer el split

Mi misión es enseñarle a hacer splits a través de este libro. Notará que he introducido imágenes representativas en cada capítulo. Creo que usted puede hacer splits con esta guía, pero debe leerla varias veces y practicar los ejercicios siguiendo las imágenes, hasta que pueda realizar las tareas seleccionadas a gusto. Estamos muy cerca de aprender la técnica de hacer splits. Tiene que dominar este capítulo porque tiene que lograr un estiramiento fácil para aprender a hacer los splits.

Hay dos tipos de splits, el split lateral y el split frontal. Ambos splits exigen una flexibilidad considerable en la zona lumbar, los isquiotibiales y la parte interna de los muslos. Le he mostrado una serie de ejercicios de estiramiento preparatorios en el "Capítulo 5: Ejercicios de estiramiento". Antes de intentar estirarse para aprender a hacer los splits, debe alcanzar la flexibilidad requerida mediante ejercicios de estiramiento. Este es el requisito principal para hacer un split sin dolor.

Recordatorio para los "ejercicios de preparación" antes de los splits:

• Calentientese con un ejercicio de 10 minutos - ver - Capítulo -4 - "Siempre caliente su cuerpo primero".

• Haga el "Stretch Straddle" sentado- (ver Capítulo 5)

• Póngase de pie con los pies separados al ancho de los hombros y los brazos a los lados.

• Mueva su pierna derecha hacia arriba y trate de tocar su muslo con su pecho.

- Mantenga la pierna recta durante todo el movimiento y balancee los brazos para ayudar a su equilibrio.

- Haga 20 repeticiones y luego cambie de pierna.

Verificación final: ¿Ha logrado una flexibilidad considerable en la parte inferior de la espalda, los isquiotibiales y la parte interna de los muslos? De lo contrario, siga este ejercicio de regla de oro, y estará listo para los splits:

Regla de oro - Paso - 1:

Acuéstese boca arriba en una colchoneta de ejercicios. Mantenga recta la pierna izquierda y doble la pierna derecha. Levante su pierna derecha y acerque su muslo lo más que pueda hacia su pecho. Mantenga la posición y cuente hasta 10. Cruce la pierna doblada sobre la pierna estirada e intente tocar la rodilla con el suelo mientras mantiene ambos hombros en el suelo. Mantenga y cuente hasta 10 nuevamente.

Repita la misma secuencia de movimientos con su pierna izquierda. Doble ambas piernas, manténgalas juntas y levántelas hacia su pecho. Mantenga su espalda en el piso. Mantenga y cuente 10.

Baje ambas piernas, para que sus muslos formen 90 grados con su cuerpo y sus pies estén fuera del suelo. Mantenga las piernas juntas y las rodillas dobladas y gírelas hacia la izquierda. Intente tocar las rodillas al suelo. Sostenga por 10 segundos y gire a su derecha.

Estos ejercicios mejorarán la flexibilidad de la parte baja de su espalda.

-Regla de oro - Paso - 2:

• Siéntese en una colchoneta con la espalda recta.

- Doble ambas piernas y junte las plantas de sus pies. Ponga sus talones lo más cerca posible de su ingle. Agarre un tobillo con cada mano y apoye los codos en el interior de los muslos. Suavemente presione sus muslos con los codos y trate de tocar sus rodillas con el suelo. Mantenga la posición y cuente hasta 10.

- Relájese y repita cinco veces.

- En la quinta vez, inclínese hacia delante e intente colocar su pecho lo más cerca posible del suelo.

- Mantenga la posición durante 10 segundos, relájese y repita cuatro veces más. Esto estira la ingle, la parte interna de los muslos y la parte inferior de la espalda.

-Regle de oro- Paso - 3:

- Siéntese en un banco o sofá.

- Coloque un pie en el suelo y estire la otra pierna en el banco frente a usted.

- Doble la pierna en el banco ligeramente, inclínese hacia adelante y agarre las puntas de sus pies. Suavemente tire de las puntas y de los dedos de sus pies hacia usted hasta que sienta un estiramiento en su pantorrilla.

- Espere y cuente hasta 20. Ahora relájese por 2 minutos.

- A continuación, tire de las bolas de su pie con más firmeza hacia usted y simultáneamente trate de enderezar su pierna presionando contra su mano con su músculo de la pantorrilla.

- No endereza la pierna. Espere y cuente hasta 20. Relájese por 2 minutos. A continuación, estire sus isquiotibiales. Estire su pierna, coloque sus manos cerca de su talón, inclínese hacia adelante y trate de tocar su pecho con su muslo.

- Mantenga por 20 segundos.

- Cambie las piernas y repite la secuencia de movimientos.

Regla de oro - Paso final:

- Realice el estiramiento sentado.

- Siéntese en el suelo con ambas piernas estiradas a los lados lo más ancho posible. Inclínese e intente tocar su pecho hacia las rodillas. Sostenga por 10 segundos y luego apóyese en su otro lado y repita el movimiento.

- Luego, extiéndese hacia adelante con ambas manos, dóblase de sus caderas e intenta tocar su pecho hasta el suelo. Mantenga esta posición y cuente hasta 10.

- Repita la secuencia de movimientos. Esto estira la parte interna de los muslos, los isquiotibiales y las caderas.

(Nota: puede usar un compañero para ayudarle a hacer el estiramiento sentado. Su compañero se sienta frente a usted con las piernas separadas y se inclina hacia adelante para agarrar sus muñecas. Su compañero coloca cada talón en el interior de sus pies y empuja suavemente sus piernas más abiertas mientras le empuja hacia adelante).

• Mantenga el estiramiento y cuente hasta 10.

• Relájese durante 2 minutos y repita.

• Ahora debería estar listo para hacer Splits.

Capítulo 7 - Estiramiento simple para los splits laterales

El split es una movida que es fácil para algunas personas y mucho más difícil para otras. Incluso si tiene músculos tensos, aún podrá dominarlo si trabaja duro y se estira continuamente.

En este capítulo, le mostraré movimientos simples de estiramiento para los splits laterales. Será prudente que un principiante domine los "estiramientos simples" primero antes de pasar a los "estiramientos completos avanzados" en el siguiente capítulo.

La siguiente es otra pequeña

precaución para usted:

Asegúrese de hacer cada estiramiento en ambos lados; querrá un buen split en la pierna derecha y la pierna izquierda. Además, no realice estos estiramientos hasta que sienta que está listo para hacerlo. Practique todos los estiramientos mencionados anteriormente para ser lo más flexible posible. Después, gradualmente comience los estiramientos mencionados en este capítulo. ¡Queremos evitar cualquier daño a toda costa! Por favor, siga la ilustración a continuación.

Pasos fáciles : Estiramiento para el split lateral:

Paso 1): posición inicial para un split lateral:

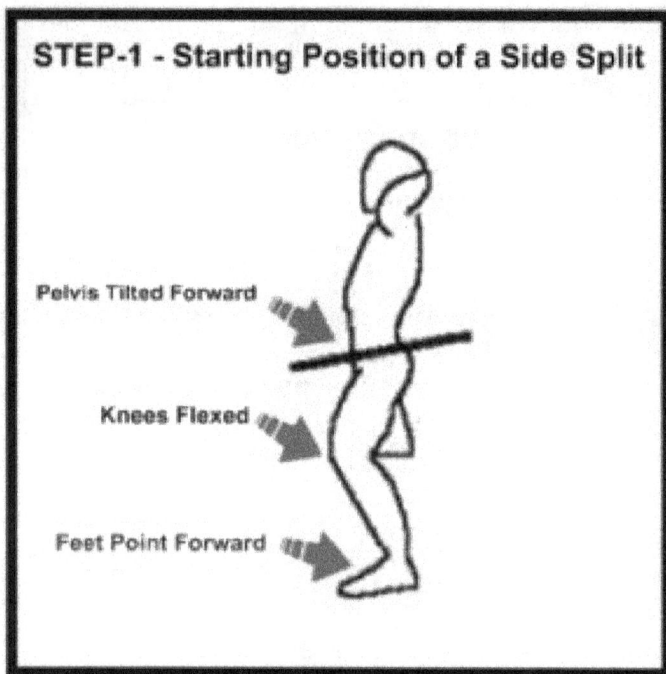

STEP-1 - Starting Position of a Side Split

Pelvis Tilted Forward

Knees Flexed

Feet Point Forward

- Haga que sus pies apunten hacia adelante
- Flexione sus rodillas como se muestra
- Apunte sus pies hacia adelante como se muestra
- Repita hasta que pueda hacerlo a gusto

Paso 2): Empezando a conseguir un split lateral

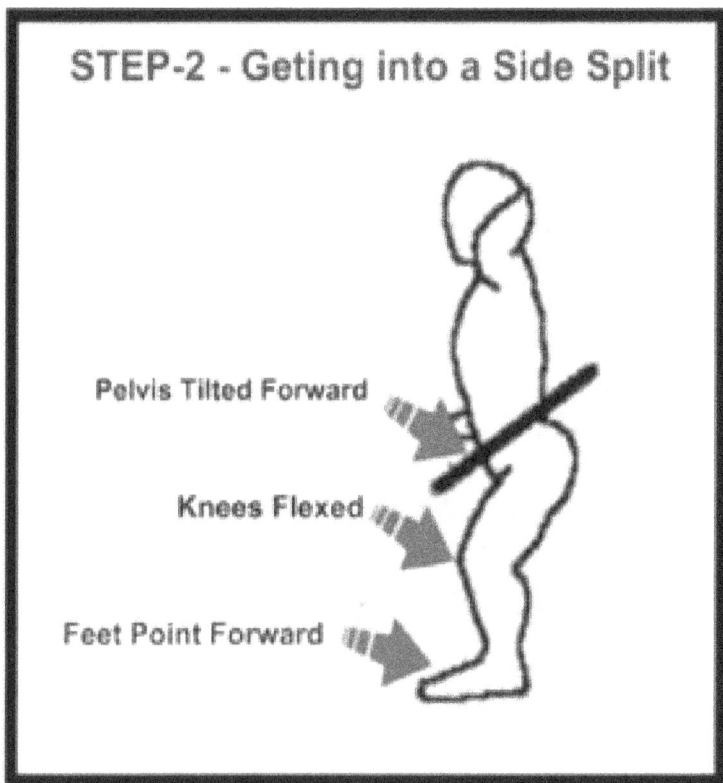

STEP-2 - Geting into a Side Split

Pelvis Tilted Forward

Knees Flexed

Feet Point Forward

- Extienda sus piernas hacia los lados

- Incline más su pelvis como está mostrado

- Apunte sus pies hacia adelante como está mostrado

- Repita hasta que pueda hacerlo a gusto

Paso 3: El split lateral con los pies apuntados hacia arriba:

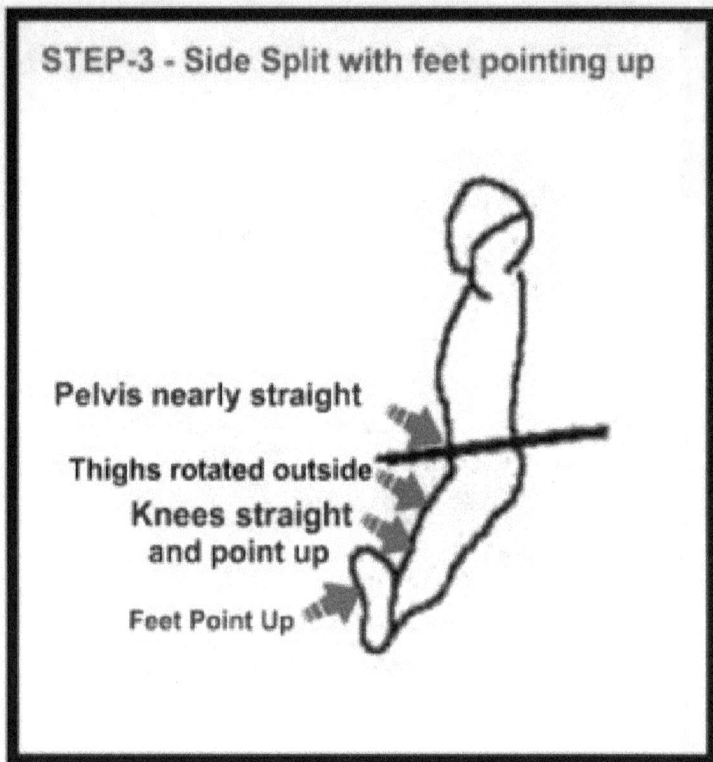

STEP-3 - Side Split with feet pointing up

Pelvis nearly straight

Thighs rotated outside

Knees straight and point up

Feet Point Up

- Ponga sus caderas rectas
- Ponga su pelvis casi recta como se muestra
- Ponga sus rodillas rectas y apuntando hacia arriba
- Gire el muslo afuera como se muestra
- Repita hasta que pueda hacerlo a gusto

Indicador de referencia

He creado un indicador de referencia para usted. Compruebe su rendimiento del "Estiramiento simple de split lateral" una vez que se haya entrenado en los tres pasos anteriores.

(1) Vea **la figura a continuación.** Mantenga su espalda erguida y su pelvis inclinada hacia adelante. También ponga sus caderas hacia adelante. Si puede hacer esto con precisión, su referencia = 2.

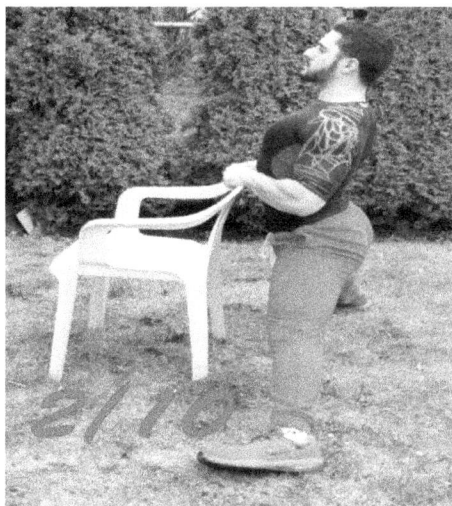

(2) Vea la figura a continuación y haga que sus tobillos, rodillas y caderas estén en línea recta. Si puede hacer esta posición de split lateral correctamente, entonces su referencia= 4. No es punto malo de referencia.

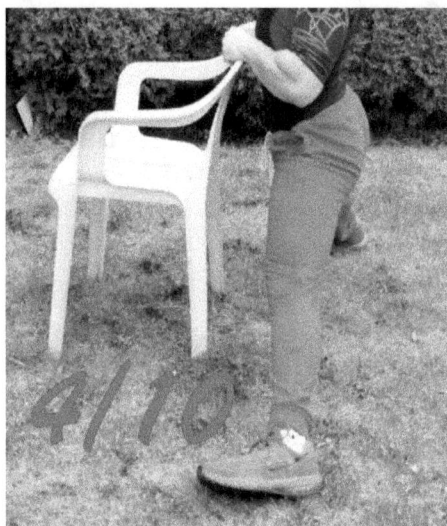

(3) Mire la siguiente imagen y mantenga la posición de las caderas sobre la silla con la espalda erguida y los tobillos, las rodillas y las caderas en línea recta. Si puede hacerlo fácilmente y mantenerlo durante 5 minutos después de algunas pruebas, su punto de referencia = 6.

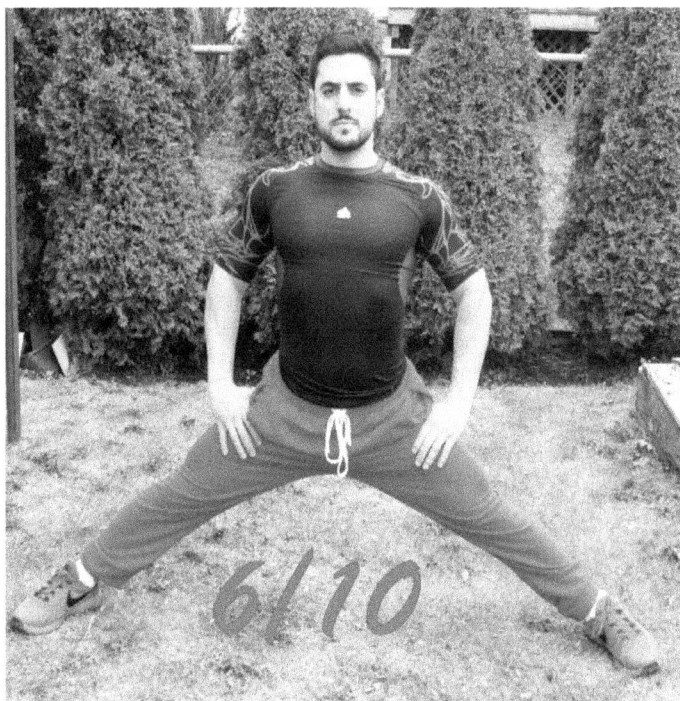

(4) Vea la imagen a continuación. Aumente su estiramiento y relájese durante al menos 2 minutos. Si puede hacerlo, su referencia = 8. Siga así y obtendrá un 10 perfecto. ¡Buena suerte!

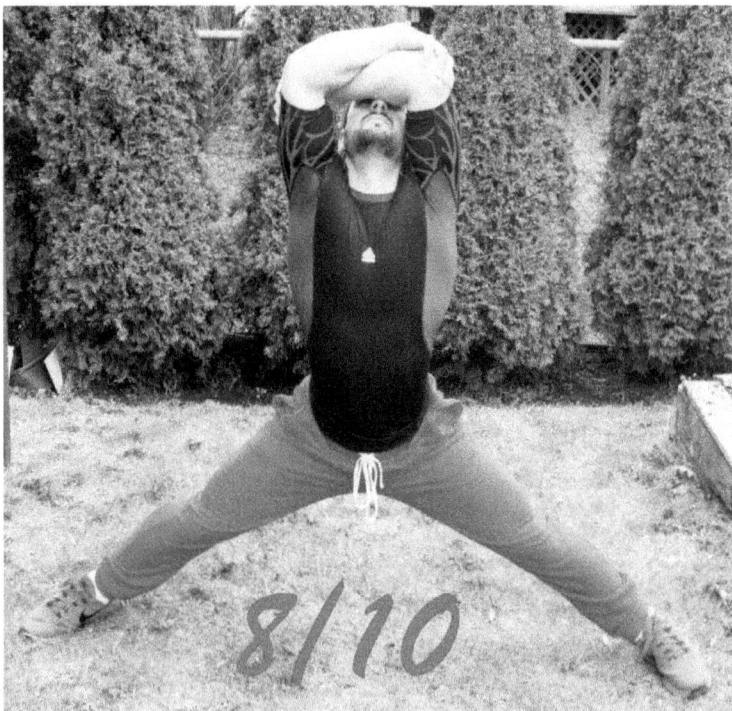

5) Ahora, mire la imagen de abajo. Esta es la posición final. Si puede permanecer en esta posición de split lateral durante 5 minutos, su punto de referencia = 10 = marca completa. ¡Bravo, esto es un gran éxito!

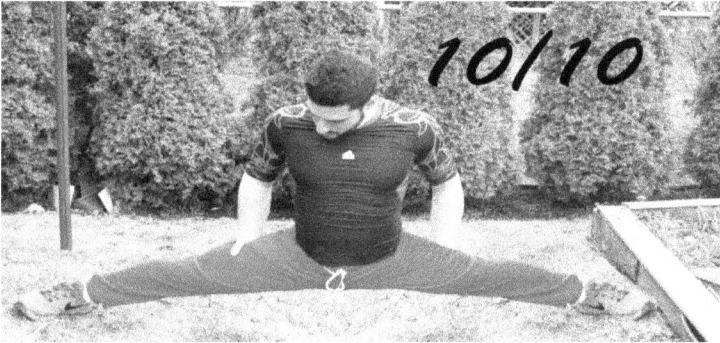

Capítulo 8: Estiramientos avanzados para splits completos

Una vez que haya alcanzado 10/10 en el estiramiento simple para los splits laterales, debe seguir con los estiramientos avanzados para los splits completos.

Estudie la ilustración e intente imitar las siguientes posturas:

Postura - 1

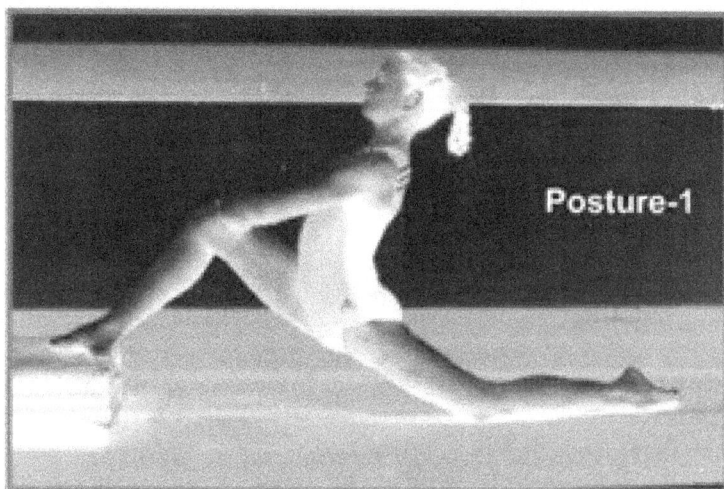

- Para imitar el estiramiento avanzado anterior, al arrodillarse, ponga un pie frente a usted sobre una estera.

- Ponga el otro pie sobre un escalón, u otro objeto de aproximadamente un pie o más del suelo.

- Doble la pierna a 90 grados y coloque el pie plano sobre la colchoneta.

- Manteniendo las caderas mirando hacia la colchoneta, mueva la otra pierna hacia atrás, doblando la rodilla hacia atrás, hasta que forme un "mini-split" desde la rodilla hasta la rodilla.

- Empuje las caderas hacia adelante tanto como sea posible, trabajando hacia 180 grados desde rodilla a rodilla.

- Mantenga su pecho hacia arriba y sus manos sobre su rodilla delantera.

- Intente mantener esta posición de estiramiento durante aproximadamente 30-60 segundos a la vez. **Repita esto de 3 a 4 veces.**

Postura - 2

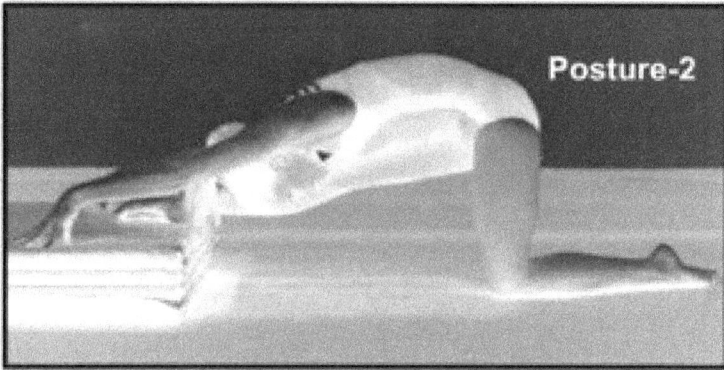

- Coloque una pierna recta frente a usted sobre la colchoneta desde una posición de rodillas.

- Mueva su cuerpo hacia atrás, para que solo su talón esté sobre la colchoneta.

- Su pierna de atrás debe estar en un ángulo de 90 grados, y sus caderas deben estar en una posición "cuadrada". Deben estar de cara a la colchoneta, sin girar hacia un lado o hacia el otro.

- Mantenga la pierna delantera derecha e inclinada lo más adelante posible.

- Intente mantener esta posición de estiramiento durante 30-60 segundos a la vez.

- Repita de 4 a 5 veces hasta que pueda hacerlo fácilmente y sin ningún dolor.

Postura - 3

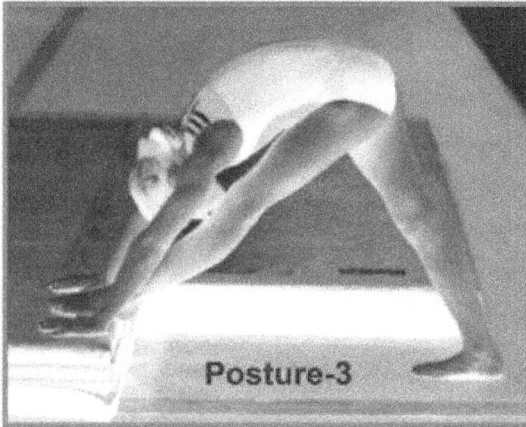

Posture-3

- Desde una posición de pie, coloque una pierna en la estera frente a usted.

- Manteniendo ambas piernas rectas y las caderas cuadradas, inclínese hacia adelante lo más lejos posible.

- Su pie trasero debe colocarse en el suelo y el pie debe estar recto o ligeramente torcido.

- Repita de 4 a 5 veces hasta que pueda hacerlo fácilmente.

Postura - 4

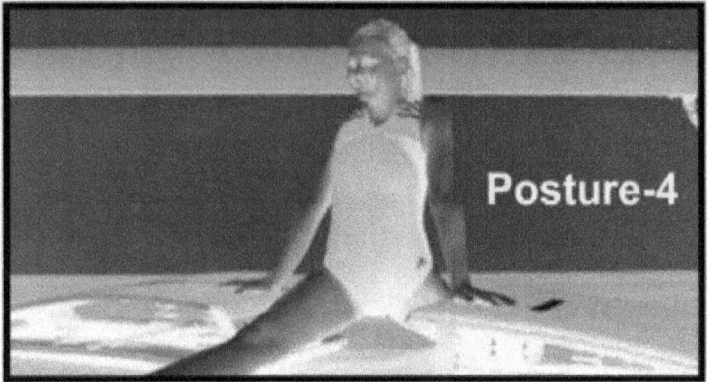

- Debe mantener sus caderas en una posición cuadrada con su cuerpo.

- Su torso debe estar mirando directamente, y no hacia un lado.

- Tiene que hacerlo incluso si cuadrar sus caderas signifique que no pueda bajar tan lejos.

- Sus dos piernas deben estar rectas y ligeramente hacia afuera.

- Sus dedos de los pies deben mantenerse en una posición puntiaguda.

- Su pecho debe estar levantado y no inclinado hacia adelante.

- Puede lograr esta Postura - 4 con un poco de prueba.

- Hágalo varias veces hasta que pueda realizar este estiramiento anticipado de forma rápida y fácil.

Postura - 5

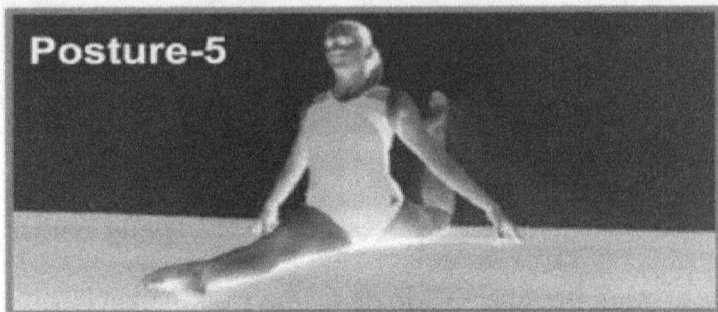

- En esta Postura - 5, debe asegurarse de que sus caderas sean cuadradas.

- Lo mejor es tratar de hacer su split contra una pared.

- La rodilla de la espalda debe tocar casi la pared y la pierna de atrás debe estar doblada en un ángulo de 90 grados hacia arriba.

- Asegúrese de que su pie trasero apunte directamente al techo.

- También puede hacer este estiramiento con un amigo que le sujete la pierna y le

- ayude a mantener el pie apuntando hacia arriba.

- Repita este split al menos 4 a 5 veces hasta que logre la perfección.

(Recuerde, está muy cerca de conseguir el split perfecto).

Postura - 6

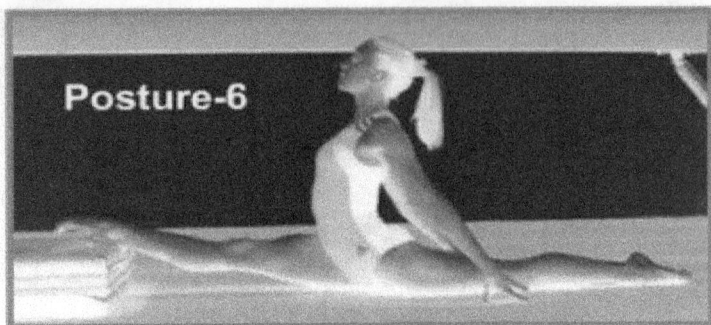

- Ya ha hecho un split cuadrado en el suelo en la Postura -5. Vea esta posición cuidadosamente.

- Esta es solo una pequeña pose de avance, y está a solo un paso de conseguir el split perfecto.

- Ahora debe poner su pie en la estera. Esto asegurará que sus piernas estén separadas o, en otras palabras, un split de más de 180 grados.

- Para aún más de un estiramiento, haga su split entre dos esteras o dos trampolines.

- Repita este split hasta que su postura sea igual que la Postura-6.

Postura - Perfecta

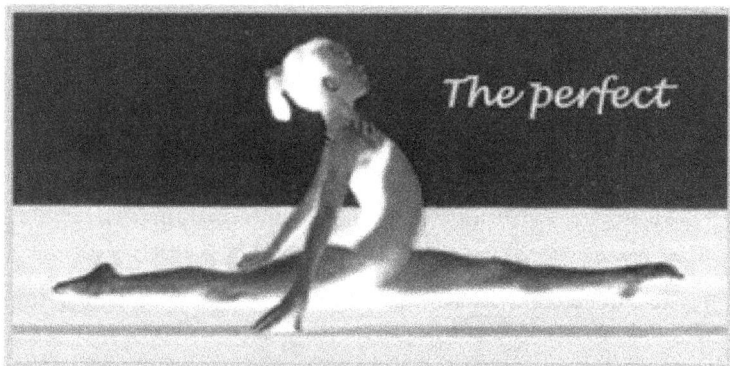

¡Este es "EL SPLIT PERFECTO"!

Capítulo 9 - Consejos para los split laterales de 180 grados.

Hemos cubierto suficientes documentos ilustrativos mediante los cuales puede desarrollar la flexibilidad requerida para una sesión exitosa de splits laterales de 180 grados. Sin embargo, debe leer los documentos, consultar los capítulos 1 a 8, comprender estas técnicas y tratar de desarrollar su flexibilidad para enfrentar los desafíos de un split lateral.

El split lateral requiere menos flexibilidad. Puedo asegurarle por mis años de experiencia que si estira todos los días, es probable que vea una gran mejora en su flexibilidad. El split lateral generalmente se realiza mirando hacia adelante con las piernas extendidas hacia afuera en un ángulo de 180 grados.

Los "Ejercicios de estiramiento DIARIOS de 7 Pasos" para realizar su objetivo de splits laterales de 180 grados

Paso 1) Corra por 5 minutos para calentar sus músculos - siga el "Capítulo -3

Paso 2) Póngase sobre sus pies a la anchura de sus hombros, colocando los dedos de los pies un poco hacia afuera. Doble la rodilla derecha. Deslice su pierna izquierda hacia afuera hasta que sienta un estiramiento. Coloque sus manos en el suelo frente a usted y mantenga el equilibrio por 20 segundos. Repita lo mismo en su pierna derecha.

Paso 3) Póngase de pie con las piernas juntas. Baje la parte superior de su cuerpo hacia la pierna; mantenga las piernas estiradas. Envuelva sus brazos alrededor de la parte posterior de sus piernas. Mantenga esta posición durante 20 segundos. Toque los dedos de los pies con las manos y manténgalos presionados durante 20 segundos. Esto estirará sus isquiotibiales.

Paso 4) Coloque sus pies en una postura ancha en "V". Baje la parte superior de su cuerpo hacia el suelo y permanezca allí durante al menos 20 segundos. Alcance ambas manos hacia su pie izquierdo e intente sostenerlo durante aproximadamente 20 segundos. De manera similar, toque ambas manos en su pie derecho y sostenga durante 20 segundos.

Paso 5) Coloque sus pies en una postura ancha en "V". Gire el torso hacia la derecha y luego doble la rodilla derecha en un ángulo de 90 grados. Mantenga recta la pierna izquierda. Mantenga la posición durante unos 20 segundos. Repita en el otro lado para estirar los músculos flexores de la cadera.

Paso 6) Siéntase en el suelo con las rodillas dobladas y la parte inferior de los pies juntas. Inclinase ligeramente hacia adelante con la espalda plana. Tire de sus pies hacia usted hasta que sienta el estiramiento. Mantenga durante 30 segundos para estirar los músculos glúteos.

Paso 7) Siéntase cerca de una pared. Doble las rodillas y luego colóquelas en una colchoneta. Deslice las rodillas separadas para que sus muslos estén en una posición "V". Sus espinillas deben estar planas sobre la colchoneta. Inclínase hacia adelante y coloque sus antebrazos en el suelo. Empuje su torso hacia la pared detrás de usted. Mantenga la espalda plana por 20 segundos.

Capítulo 10 - Contraiga y relaje

Usted ha realizado un ejercicio de estiramiento vigoroso para lograr un split lateral de 180 o 160 grados. Ahora es el momento de relajarse.

¿Qué ocurre cuando se estira?

Cuando se estira, su sistema nervioso activa el reflejo miotático o la contracción muscular en respuesta al estiramiento dentro del músculo. Este es un reflejo de estiramiento, un mecanismo de defensa natural de su cuerpo contra los desgarros musculares. Sus músculos reaccionan cuando sientan que han trabajado mucho. La buena noticia es que puede entrenar su reflejo para disparar mucho más tarde, mejorando así su rango de movimiento preestablecido, que determina qué tan lejos puede estirarse antes de que sus músculos se tensen.

El entrenamiento "Contraiga y relaje" es una acción en la que todos sus músculos se relajan por completo y eliminan toda la tensión para evitar mayores lesiones.

Sólo tiene que seguir estos pasos:

Paso 1) Comience su entrenamiento con la posición de caballo.

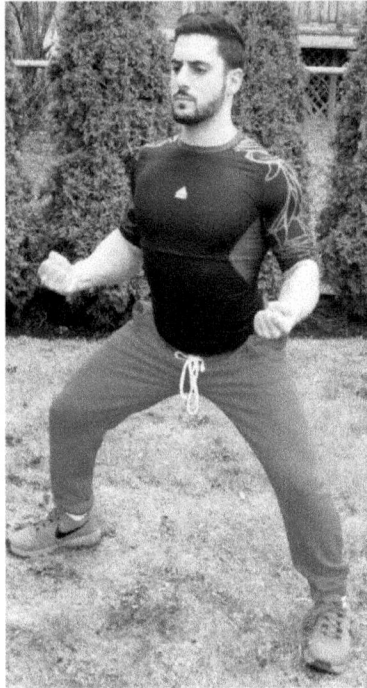

Una manera fácil de asumir esta posición es ponerse de pie y doblar las piernas ligeramente. Coloque su cuerpo de tal manera que sus manos descansen sobre su cintura o caderas, y sus pies paralelos entre sí con la espalda recta y las rodillas flexionadas. Ahora empiece ligeramente a mover los pies más lejos el uno del otro, de modo que ejerza un estiramiento en los músculos de la parte posterior del muslo.

Si no está a gusto en esta posición por primera vez, use un poco de apoyo para equilibrar su cuerpo, pero recuerde que el soporte no debe usarse para soportar su peso corporal. Mantenga las rodillas flexionadas todo el tiempo durante esta "posición de postura de caballo", ya que es necesario estresar y fatigar los músculos y no las articulaciones. La idea es bloquear las rodillas y así torcer la articulación de la rodilla. Debería sentirse relajado.

Paso 2) Aumente gradualmente el estrés en sus músculos.

Puede hacer esto estirándolos ampliamente en una POSICIÓN DE CABALLO. Comenzará a sentir una tensión moderada. Recuerde, estamos entrenando sus músculos para que se acostumbren al estrés y a la tensión. No debe forzarse demasiado para sentir dolor. Hágalo a gusto y tómese su tiempo. Sea paciente. Se sentirá relajado con la práctica y con el tiempo.

Paso 3) Cuando sienta el primer leve estrés, ¡haga esto!

Mantenga su posición cuando sienta el primer leve estrés. No se preocupe si en este momento solo ha movido los pies unos pocos centímetros, este es el primer estiramiento, por lo que este es el máximo que puede hacer. Mientras mantiene esta posición, contraiga vigorosamente sus músculos, lo suficiente como para que sus piernas comiencen a temblar. Sucede porque está tratando de mover sus piernas una cerca de la otra y sin embargo contraerlas. Sus piernas en este punto se verán como dos puntas afiladas de tijeras. MANTENGA SU CONTRACCIÓN POR AL MENOS 30 SEGUNDOS. NO TOQUE EL SUELO NI USE UN SOPORTE PARA

SUJETAR SU PESO. ENFOQUE EL PESO EN SUS PIERNAS.

OBSERVE: En este punto, sus manos NO DEBERÍAN estar en sus rodillas, las rodillas deberían estar DOBLADAS. El nivel de facilidad del siguiente estiramiento depende de la duración de la primera contracción intensa.

Paso 4) Estiramientos más profundos

Después de la primera contracción intensa, mantenga la postura por otros 30 segundos y deje que sus músculos se relajen. Realice un estiramiento más profundo separando más las piernas para mantener la tensión en los músculos.

Esta es la segunda contracción. Ahora, después del segundo estrés, DETÉNGASE Y CONTRAIGA DE

NUEVO por otros 30 segundos. Cuando termine esta contracción, RELAJE sus músculos y busque un ESTIRAMIENTO más profundo e intenso.

Ahora, por tercera vez, cuando esté haciendo un estiramiento y pueda sentir una CONTRACCIÓN, mantenga esta posición durante el mismo lapso de tiempo. Esta es la 3ra contracción. Cuando termine esta contracción, camine y relájese durante 3-4 minutos. Se sentirá mucho mejor. ¿Está un poco confundido?

Vamos a resumir los 4 pasos:

• TRES CONTRACCIONES INTENSAS. CADA UNA QUE TENGA UNA DURACIÓN DE 30 SEGUNDOS. ESO HACE UN CONJUNTO COMPLETO DE CONTRACCIONES.

- Alinee su cuerpo en posición de caballo, separe los pies, haciendo que sus músculos sientan tensión, PARE y CONTRAIGA durante 30 segundos.

- Mantenga esta contracción.

- Repita este proceso dos veces hasta que se acerque la tercera contracción creando un ESTIRAMIENTO MÁS PROFUNDO.

- Deje de tirar y RELÁJESE.

TIEMPO DE RECUPERACIÓN:

3-4 minutos, pero no estrese su cuerpo esta vez. El tiempo puede variar de persona a persona. Entonces, si necesita más tiempo para relajar los músculos o relajarse, tómese ese tiempo que necesite.

Paso 5) Complete una sesión de estiramiento.

Puede lograr esto realizando de TRES A CINCO CONJUNTOS TOTALES DE CONTRACCIONES.

Paso 6) Última contracción intensa.

Este paso es una modificación de la última contracción y un poco difícil de lograr. Esto también consumirá más tiempo.

Mantenga la ÚLTIMA CONTRACCIÓN INTENSA durante un período de tiempo excepcionalmente largo de 60-90 segundos. Es por esta duración que el último paso es necesario para los RESULTADOS FINALES TREMENDOS porque es una tarea extenuante para acumular la contracción durante un período de tiempo tan prolongado.

Ahora salga cuidadosamente de esta postura y relaje sus músculos.

A medida que usted avance con las técnicas de estiramiento en lugar de simplemente abandonar el método totalmente y darle un nuevo comienzo cada vez, en su lugar debe hacer MINI CONTRACCIONES durante la mitad de los estiramientos.

1. Camine con los pies separados hasta que haya alcanzado algunas pulgadas

2. Pare

3. Realice mini contracciones durante 3-5 segundos

4. De nuevo, separe los pies hasta que haya alcanzado algunos centímetros más

5. Pare de nuevo

6. Realice mini contracciones OTRA VEZ durante 3-5 segundos

7. REPITA todo este proceso una vez más

8. Siga haciéndolo hasta que comience a sentir ESTRÉS en sus muslos

9. Después de sentir la presión, realice la CONTRACCIÓN EXTREMA de 30 segundos.

¡Sí, ha terminado! Ha ALARGADO sus músculos con éxito mediante LAS CONTRACCIONES ISOMÉTRICAS REPETIDAS.

Conozca las siguientes verdades sobre los estiramientos relajados:

• Puede hacer estiramientos relajados en cualquier momento, en cualquier lugar y sin calentamiento.

• Debe ser paciente al hacer estiramientos de relajación.

- Haga estiramientos relajados al final de los entrenamientos.

- Gire la pelvis para evitar que el dolor se produzca en la parte superior de la pelvis.

- A diferencia del estiramiento dinámico, no causa fatiga, lo que significa que incluso después de un entrenamiento intenso puede hacer una rutina de estiramiento completa.

- Se puede hacer a cualquier hora del día con o sin calentamiento.

- Puede hacerlo cualquier persona, independientemente de su nivel de condición física.

- Es la forma más agradable de estiramiento y puede hacer que se sienta completamente relajado.

Bueno, ahora creo que es necesario responder algunas preguntas relevantes que a menudo hacen los participantes.

Capítulo 11 - Practique los splits todos los días

Como mencioné varias veces antes, para hacer el split, debe ser bastante flexible. Sus pies funcionan mejor cuando sus piernas se extienden sobre una superficie plana. Si bien algunas personas son naturalmente más flexibles que otras, puede mejorar su flexibilidad con la práctica habitual.

Practique los splits todos los días para ver una mejoría

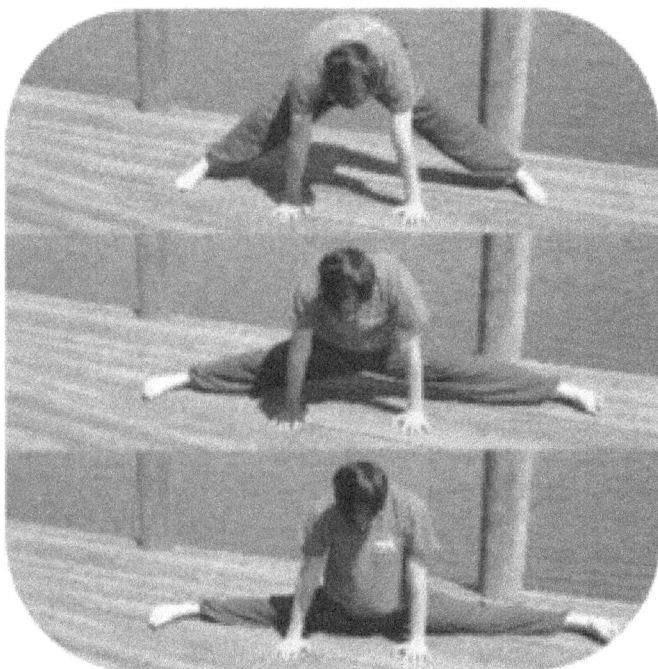

Si todavía no puede hacer un split completo, practique estirarse todos los días, y encontrará que puede separar las piernas un poco más cada día, hasta llegar a splits completos exitosos.

Paso 1): Caliente sus músculos caminando, trotando o realizando ejercicios como se describe en el Capítulo 4 - o puede recurrir a algún otro ejercicio cardiovascular. Si no se calienta adecuadamente antes de intentar hacer los splits, puede hacerse daño.

Paso 2): Elija qué pierna estará delante. La mayoría de las personas tienen más flexibilidad en un lado.

Paso 3): Coloque un pie hacia adelante y el otro detrás de usted.

Paso 4): Use sus brazos para estabilizar su cuerpo, a medida que se acerque al suelo. Sus manos deben colocarse en el suelo para apoyo.

Paso 5): Deje de deslizarse cuando sienta incomodidad en sus piernas. No continúe si siente dolor. Si lo hace, puede extraer un músculo.

Paso 6): Permanezca en la posición de split durante unos minutos. Esto ayudará a que sus músculos se acostumbren a la pose.

Paso 7): Practique los splits todos los días. Descubrirá que puede acercarse a los splits completos cada vez que practique.

Capítulo 12 - Estiramientos de pierna

Me he asegurado de dedicar todo un capítulo sobre los estiramientos de pierna. Usted puede preguntar: ¿por qué? Los estiramientos de piernas son un factor crítico de los splits laterales, la salud de la parte baja de la espalda y la comodidad. Cuando los músculos de las piernas se tensan y se acortan (a menudo sucede debido a que se sienta durante largos periodos de tiempo), pueden arreglar la posición de la pelvis para evitar el movimiento ocasional. Cuando la pelvis está en una posición fija, la parte inferior de la espalda puede tensarse, ya que trata de compensar el movimiento.

¿Cuál debería ser su objetivo al realizar los estiramientos de piernas?

Su objetivo debe ser alargar los músculos aductores para que no impidan el movimiento natural de la pelvis durante las fracturas. Mire a las imágenes de abajo.

Ejercicio básico de estiramiento de la pierna

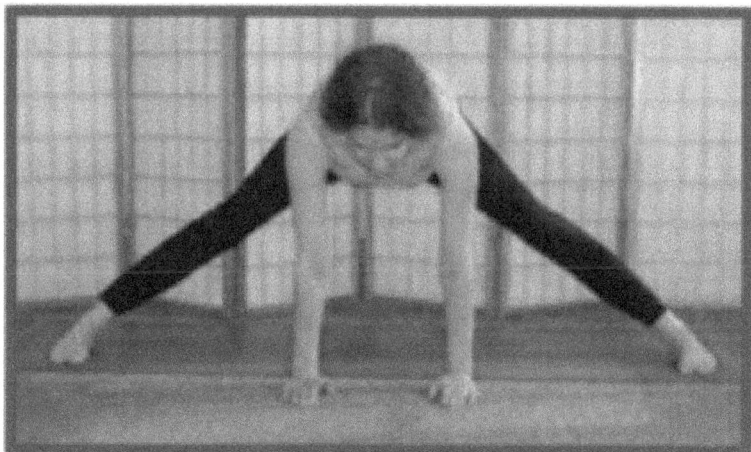

Suavemente hacia abajo en un split lateral. No importa cuán lejos pueda llegar. Lo importante es que sienta un estiramiento cómodo. De nuevo, no presione demasiado sus músculos.

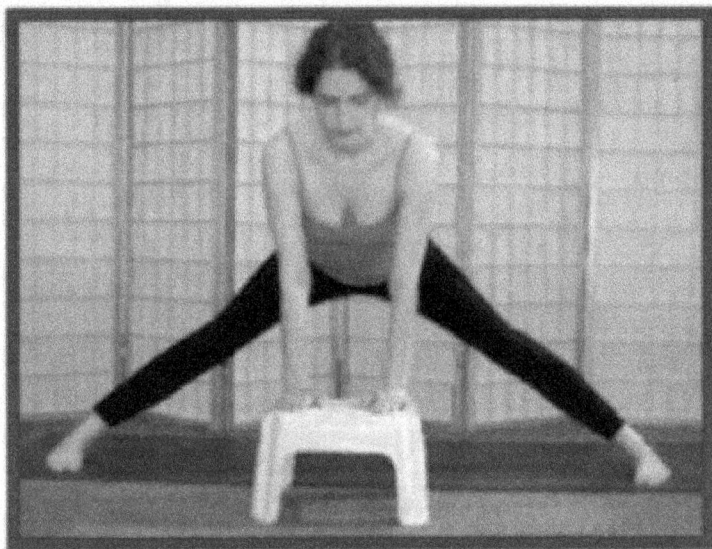

Si no puede poner las manos en el suelo, use algo más para obtener soporte. Vea la imagen en la página siguiente.

Si la pieza anterior no es lo suficientemente alta para usted, puede usar una silla o incluso una encimera.

Póngase cómodo en esta posición, y luego balancee suavemente hacia adelante y hacia atrás para que sienta un aumento o disminución rítmica del estiramiento de la pierna. No pase más de 30 segundos.

Estiramientos de pierna para los isquiotibiales:

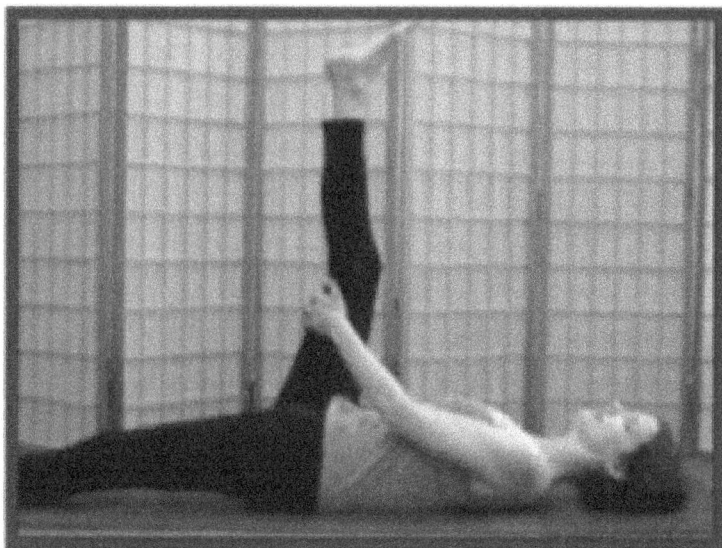

Para garantizar la comodidad de la parte inferior de la espalda y evitar la progresión de los síntomas de la ciática, los isquiotibiales deben someterse a una sesión de estiramiento regular.

Aquellos que ocupan una posición sentada la mayor parte del día son particularmente propensos a los tendones isquiotibiales cortos y apretados. Los isquiotibiales apretados, como los aductores ajustados, pueden ejercer un poderoso efecto inmovilizador sobre la pelvis, lo que ejerce una presión sobre la parte inferior de la espalda. Acuéstese de espaldas con una pierna estirada en el suelo. Sujete la parte posterior del muslo de la otra pierna y endereza la pierna hacia el techo. ¡No se preocupe si su pierna no se enderece completamente! Lo importante es que se enderza todo lo que pueda sin demasiada tensión, mantenga la presión durante solo 2 segundos y luego suelte para que la rodilla se doble por completo. Repita 10 veces.

Dos cosas probablemente distinguen este estiramiento de los estiramientos de isquiotibiales que ha hecho en el pasado:

1. No está tratando de estirar los isquiotibiales mientras levanta el peso de su cuerpo como lo haría en una posición de pie

2. No aguanta el estiramiento por más de 2 segundos. En cambio, está repitiendo el estiramiento 10 veces.

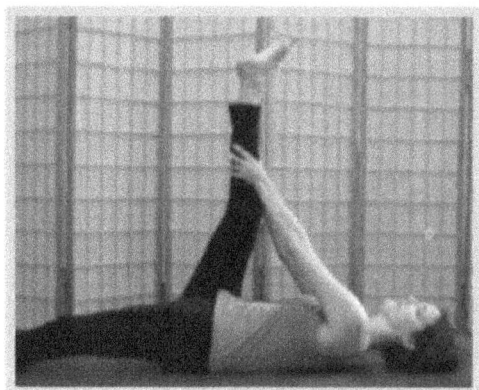

Para los tendones isquiotibiales muy apretados, he descubierto que esta estrategia es mucho más efectiva que el estiramiento estático en el que se mantiene el estiramiento durante, digamos, 30 segundos. Para aquellos que desean obtener un estiramiento más profundo, extienda más la pierna durante la fase de alargamiento, como se muestra en esta imagen.

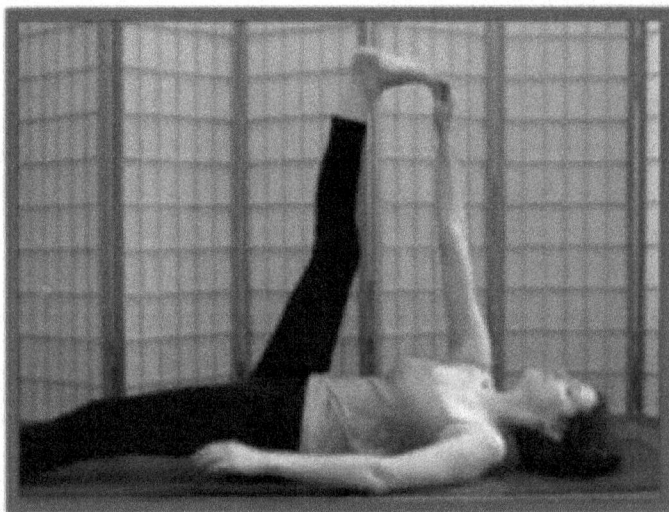

Vea la imagen de arriba. Puede alcanzar el estiramiento más profundo para el pie durante el proceso de alargamiento como se muestra en la imagen aquí.

Estiramientos de pierna para los cuádriceps:

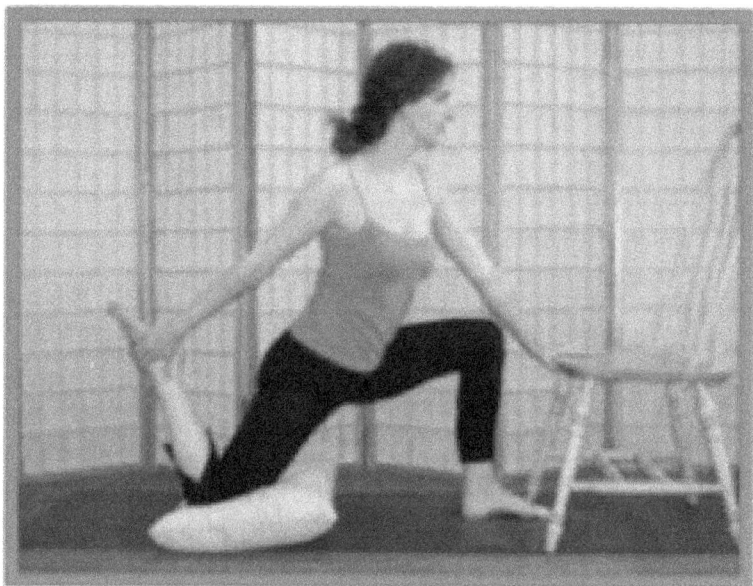

Mi objetivo es alargar los músculos cuádriceps (la parte delantera de la parte superior del muslo) para que no tiren de la pelvis en una torsión anterior, lo que puede tensar la parte inferior de la espalda.

La versión arrodillada: comience en la posición admitida como se muestra en la imagen de arriba.

Inclínese hacia adelante mientras retiene la sujeción del tobillo para que sienta una profundización del estiramiento en el cuádriceps. No espere más de 1 o 2 segundos y vuelva a enderezarse. Repita de 4 a 6 veces, cada vez tratando de hundirse un poco más en el estiramiento.

Cambie de pierna y repita esta secuencia. Vea la imagen a continuación:

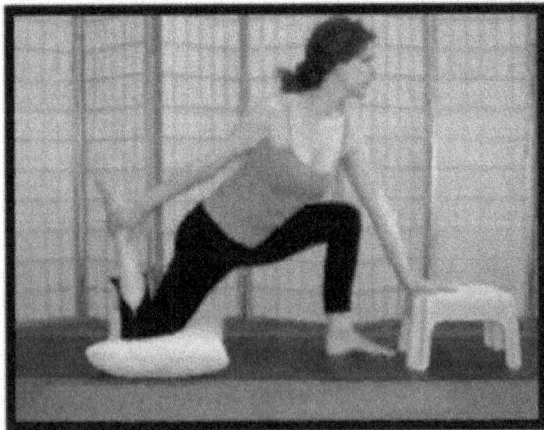

La posición acostada de lado:

Comience en la posición acostada de lado como se muestra en la imagen siguiente.

Ahora, extiéndase hacia atrás con la rodilla izquierda mientras estabiliza el tobillo izquierdo y manténgalo presionado durante no más de 1-2 segundos (no intente retener más tiempo a medida que se desarrolla la fatiga).

Repita otra vez, sintiendo que los cuádriceps se estiran por solo 1-2 segundos, y luego vuelva a la posición inicial. Repita de 4 a 6 veces

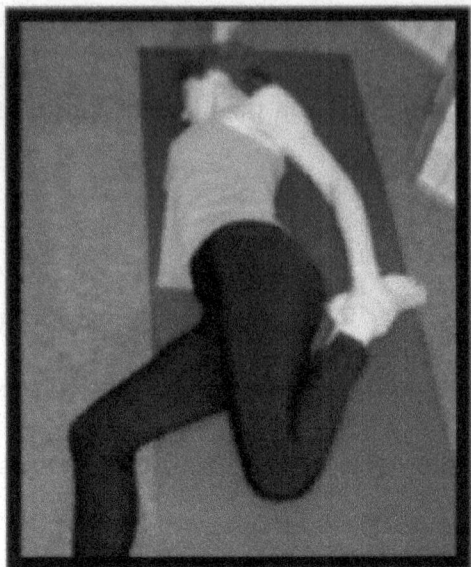

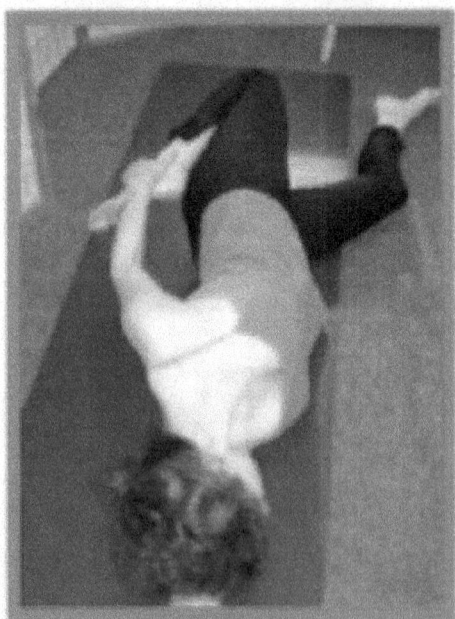

Repita toda la secuencia en el otro lado como se muestra en la imagen.

Cómo mejorar su seguridad de flexibilidad durante los splits.

De nuevo, no puedo repetir esto suficientes veces. No debe cometer el error común de tratar de empujar demasiado durante los estiramientos. Si lo hace, correrá el riesgo de romper sus fibras musculares. Los músculos tienen una respuesta protectora llamada "reflejo de estiramiento" que hace que el músculo se contraiga durante los estiramientos difíciles. Por lo tanto, presionar demasiado tiene un efecto perjudicial. No obtendrá el resultado deseado y al mismo tiempo corre el riesgo de desgarrarse los músculos. Entonces, la mejor técnica es hacer sus estiramientos suavemente y gradualmente durante un período prolongado de tiempo.

Capítulo de bonificación: tutorial de estiramiento (VIDEO)

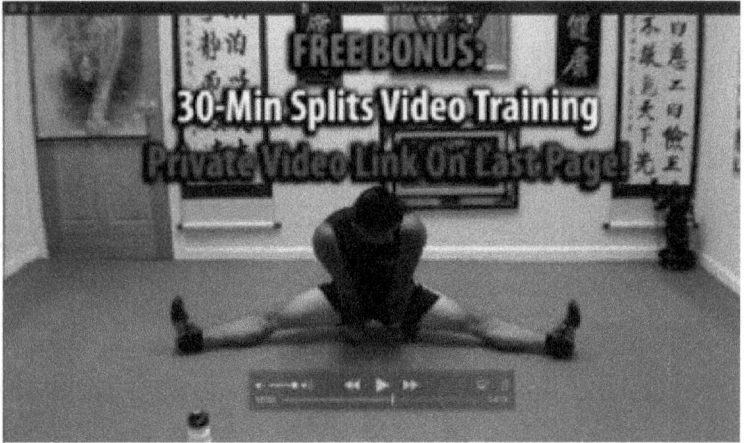

http://www.hmwpublishing.com/splitsbonus

* Por favor NO comparta este video. Este es un enlace URL de video no listado y está destinado a ser visto por los clientes que han comprado este libro solamente. Gracias.

Palabras finales

¡Gracias nuevamente por comprar este libro!

Espero que este libro pueda ayudarle. El siguiente paso es que se una a nuestro boletín informativo por correo electrónico para recibir actualizaciones sobre cualquier próximo lanzamiento o promoción de un nuevo libro.

¡Usted puede registrarse de forma gratuita y, como beneficio adicional, también recibirá nuestro libro *"7 Errores de salud y de entrenamiento físico que no sabe que está cometiendo"*, completamente gratis.*"!* Este libro analiza muchos de los errores de entrenamiento físico más comunes y desmitifica muchas de las complejidades y la ciencia de ponerse en forma. ¡Tener todo este conocimiento y ciencia de la aptitud organizados en un libro paso a paso útil lo ayudará a comenzar en la dirección correcta en su viaje de entrenamiento! Para unirse a nuestro boletín gratuito por correo electrónico y tomar su libro gratis, visite el enlace y regístrese:

www.hmwpublishing.com/gift

Finalmente, si usted ha disfrutado este libro, me gustaría pedirle un favor. ¿Sería tan amable de dejar una reseña para este libro? ¡Podría ser muy apreciado!

¡Gracias y mucha suerte!

Sobre el co-autor

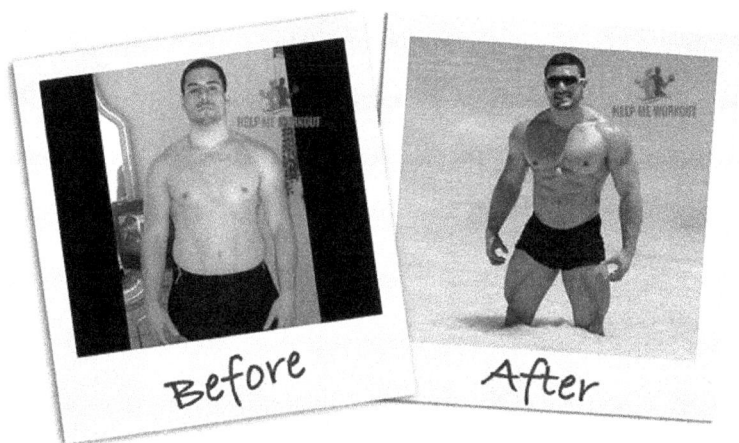

Before   After

Mi nombre es George Kaplo; Soy un entrenador personal certificado de Montreal, Canadá. Comenzaré diciendo que no soy el hombre más grande que conocerás y este nunca ha sido mi objetivo. De hecho, comencé a entrenar para superar mi mayor inseguridad cuando era más joven, que era mi autoconfianza. Esto se debió a mi altura que medía sólo 5 pies y 5 pulgadas (168 cm), me empujó hacia abajo para intentar cualquier cosa que siempre quise lograr en la vida. Puede que esté pasando por algunos desafíos en este momento, o simplemente puede querer ponerse en forma, y ciertamente puedo relacionarme.

Después de mucho trabajo, estudios e innumerables pruebas y errores, algunas personas comenzaron a notar cómo me estaba poniendo más en forma y cómo comenzaba a interesarme mucho por el tema. Esto hizo que muchos amigos y caras nuevas vinieran a verme y me pidieran consejos de entrenamiento. Al principio, parecía extraño cuando la gente me pedía que los ayudara a ponerse en forma. Pero lo que me mantuvo en marcha fue cuando comenzaron a ver cambios en su propio cuerpo y me dijeron que era la primera vez que veían resultados reales. A partir de ahí, más personas siguieron viniendo a mí, y me hizo darme cuenta después de tanto leer y estudiar en este campo que me ayudó pero también me permitió ayudar a otros. Ahora soy un entrenador personal totalmente certificado y he entrenado a numerosos clientes hasta la fecha que han logrado resultados sorprendentes.

Hoy, mi hermano Alex Kaplo (también Entrenador Personal Certificado) y yo somos dueños y operadores de esta empresa editorial, donde traemos autores apasionados y expertos para escribir sobre temas de salud y ejercicio. También tenemos un sitio web de ejercicios en línea llamado "HelpMeWorkout.com" y me gustaría conectarme con usted invitándolo a visitar el sitio web en la página siguiente y registrarse en nuestro boletín electrónico (incluso obtendrá un libro gratis). Por último, si usted está en la posición en la que estuve una vez y quieres orientación, no lo dude y pregúnteme … ¡Estaré allí para ayudarle!

Su amigo y entrenador,

George Kaplo

Entrenador Personal Certificado

Consigua otro libro gratis

Quiero agradecerle por comprar este libro y ofrecerle otro libro (tan largo y valioso como este libro), "Errores de salud y de entrenamiento físico que no sabe que está cometiendo", completamente gratis.

Visite el siguiente enlace para registrarse y recibirlo: www.hmwpublishing.com/gift. En este libro, voy a desglosar los errores más comunes de salud y de entrenamiento físico, probablemente estés cometiendo en este momento, y le revelaré cómo puede llegar fácilmente a la mejor forma de su vida.

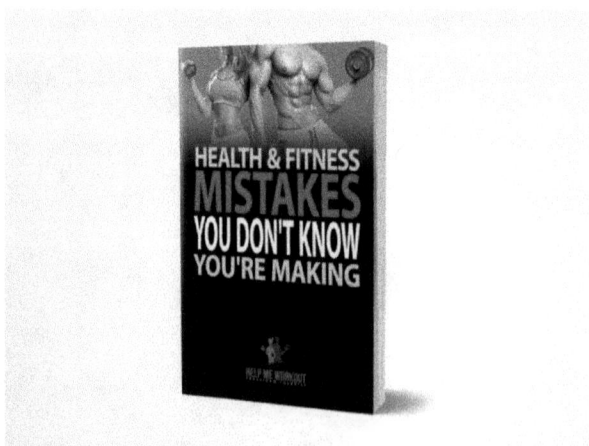

Además de este valioso regalo, también tendrá la oportunidad de obtener nuestros nuevos libros de forma gratuita, participar en sorteos y recibir otros correos electrónicos de parte mía. De nuevo, visite el enlace para registrarse: **www.hmwpublishing.com/gift**

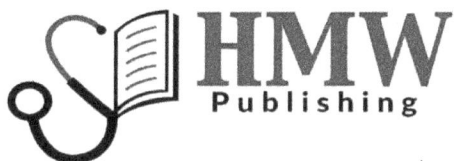

Para más libros visite:

HMWPublishing.com

* 9 7 8 1 7 7 4 3 5 0 3 9 3 *